いのちに寄り添うひとへ

看護の原点にあるもの

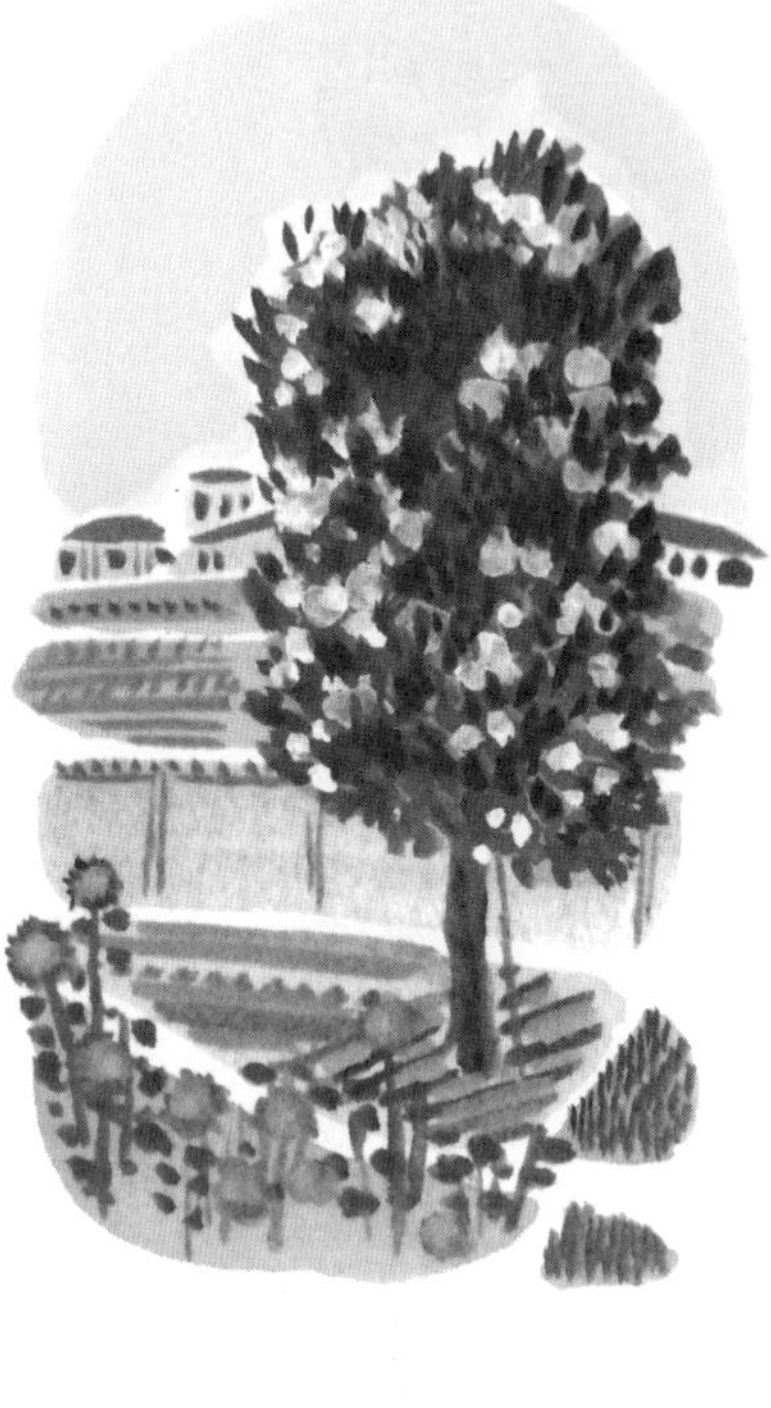

眞壁伍郎
Makabe Goro

日本看護協会出版会

本書は、一九八四年度の小社全国看護セミナーでの講演をもとに、一九八六年に刊行した『看護しつつ生きるとは、なに』に加筆修正を行い、新装版として刊行したものです。刊行にあたって書名を『いのちに寄り添うひとへ――看護の原点にあるもの』に改めました。

刊行にあたって

悩みを抱えて生きている人に、昼も夜も応えようと、ボランティアによる電話相談をしているのが、いのちの電話です。実際、日本のほとんどの都道府県にあるいのちの電話には、休む間もなく電話がかかってきています。

この世界的な広がりをもつ、電話相談のねらいは一つ、困っている人のよい隣りびととなり束の間でもそのいのちに寄り添おうとすることです。いのちの電話の国際組織は、それを倫理憲章（筆者訳）でこううたっています。

日常生活で、避けることができないさまざまな刺激のもとにいながら、人はいま、しばしば孤独で苦しんでいる。社会変化の規模の大きさとその速さは、自分は大衆のなかの一人にすぎないのだと、個としての自分を見失わせ、人間としての無価値感をますます増大させている。そして人は、肉体的にも心理的にも、また精神的にも病むようになった。
コミュニケーション技術は絶え間なく進んでいるとはいうものの、人間関係は決してよくはなっていない。むしろそれは、表面的で、不十分なものであるため、人は心から自分の思いを語ることができるような対話者をほとんど見いだすことができない。ほんとうに語るためには、親身になって聴いてくれる聴き手を私たちは必要とする。そして、そのような聴き手を見いだすことは、決して容易ではない。

携帯を片手に、ひっきりなしに話はしているけれども、心の思いをしっかり聴いてくれる人はいない。こんな苦しさや寂しさをだれも受け止めてくれないと、訴える人の声がますます多くなってきているのが、いまの社会の現状です。健康に生きるとは一体どういうことなのか。医療や社会福祉の制度を充実させれば、それが可能なのか。しかし、その充実してきているはずの制度の陰に、さまざまな相談機関をたらい回しにされ、やはり親身になってくれる人が欲しくて、いのちの電話に繋がろうとする人がまだまだ多くおられるのです。
ベルギーの電話相談の指導者であったフィル・ボスマンスという人の「なぐさめ」と題する詩（筆者訳）があります。

なぐさめなしに　ひとは生きていけない
アルコールや睡眠薬や注射は気休めにすぎず
なぐさめどころか　ますますひとを深い淵に落としいれてしまう
また　饒舌な語りかけが　なぐさめになるわけでもない
なぐさめは　いたむ傷口にぬられる薬
また　砂漠をさまよい歩いた末に出会う　オアシスのようなもの
なぐさめは　こころ静まるようにと　そっと頭にのせられる手
また　やさしくそばにいてくれる　おだやかな顔
そしてなによりも涙を理解し　苦しむこころに耳を傾け
不安や絶望のさなかにもじっとそばにいて

空にはまだ一つ二つの星が輝いていると　指し示してくれる人がいること

エヴィデンスが大事とばかり、調査や統計に熱中しがちな私たちを、「われわれとしては事実ではなく図表が語り、また行動ではなく計算がことを成しているような気がしてしまう」と、その愚かさを語ったのは、衛生統計の先駆者でもあったナイチンゲールでした。それよりは、あなたは病む人や悩む人のそばに行き、その友となりなさいとすすめたのです。それがいまも変わることのない、看護のいのちだったのです。

病院で、また町や村で気がかりな人のかたわらに行って、その日その日のその人の健康を気遣い、その心の支えとなっておられる保健師や看護師の方々がいまもたくさんおられます。ほんとうにありがたいことです。

ナイチンゲールの最後の論文は、「町や村での健康教育」でした。看護にかける彼女の最後の願いは、人びとがその生活の場で健康を守られ、享受できることでした。彼女はいいます。

「心と心、そして手と手をつなぎあわせなさい。そしてあなたの仕事すべての精神であり生命である愛を与えつくすことを祈りなさい」

ナイチンゲールが、ヘルス・ミッショナー（健康を伝えていく人）と名づけた、この地味な働きにいまも日夜専念しておられる方々に心から感謝し、またやがてその後継者となろうとしている若い人たちに大きな期待を込めて、この拙い本をあらためて捧げたいと思います。

二〇一五年春　看護との出会いを感謝しつつ

眞壁伍郎

目　次

第1章 ◈ いのちに寄り添う

看護には、過去から現在にいたるまで、
女性たちの真剣に生きようとしてきた足跡が
色濃くしるされています。

歴史に学ぶ

看護しつつ生きた人たちのことを、これからご紹介したいと思いますが、まずここで、私たちが看護の歴史から学ぶということがいったいどんな意味をもつのかを考えておきたいと思います。すべてが非常に進んだといわれている中で、いまさら過去をふり返って、なんの意味があるのだろうか。そうした思いがみなさんの心にはきっとあるだろうと思います。

看護史の著者として有名な、ナッティングとドックという二人の人が書いた、分厚い看護史の本があります。看護の歴史書の古典中の古典です。その中で、ナッティングはこんなことをいっています。

看護の歴史をふり返ってみることには、二つの意味がある。ひとつは、なにが彼女たちを駆りたててその仕事につかせたのか、つまり看護の先輩たちをインスパイヤし、力を与えたものはなにか、これを知ること。もうひとつは、これだけ医療もしくは看護が進んできますと、それぞれの分野全体の見通しがきかなくなってくる。全体像というのが見えない。それを歴史をさかのぼることによって、全体への眺望がきくようになる。ナッティングはそのようなことをいっております。

たしかにそうだろうと思います。私たちは歴史をひもときながら、大勢の人たちが看護に使命を感じ、看護に携わった、その源に行きあう。それと同時に、いまは裾野がどんどん広がっていって、その境界領域さえ見えなくなっている看護というもの全体へのパースペクト、眺望が見えてくる。歴史という川をさかのぼればさかのぼるほど、その源から、ちょうど川上から川下を見るように、全体のつながりが見えてくる。

ヴァージニア・ヘンダーソンは、看護の歴史をふり返ることの意味を、『論文集』の中でさらにこんなふうにいっています。

看護は現に豊かな遺産を継承している。そして多くの人々が看護が将来果たすべきいっそう重要な役割を思い描いている。もし私たちが過去の収穫のうえにそうした将来を築くならばもっと急速に前進できるだろう、というのが私の意見である。

（「看護ケア計画とその歴史について」）

看護は豊かな遺産を過去から現在に受け継いでいる。だから、看護は、その過去の延長線上に、つまり過去をしっかり踏まえて、未来にその線を延ばしたら、いっそう確実な、しかも意味のある未来が築けるのではないか。それがほんとうの進歩になるというのが、彼女の意見です。

そのあとに、ヘンダーソンがつけ加えている言葉が見事だと思います。「偉大な政治家たちがそろって歴史家でもあったのは偶然ではない」

ほんとうにそういわれればそうですね。イギリスのチャーチル、インドの首相だったネルーなどは、みな大変な歴史家でした。歴史の流れの中で、自分の仕事を「継承」という形でなしえた人たちだったということでしょう。

ヘンダーソンは、締めくくりに、「看護婦である著述家たちには、看護の過去に照合して現在を判断し記述する責任がある」と語ります。看護師でものを書こうとする人は、看護の過去の遺産を踏まえてものを書けというのです。これはなにも看護の著述家だけではありません。意味のある仕事をしようと思うなら、私たちも自分の現在を過去の遺産に照らしあわせて考えてみていいのではないかと思います。

意味のある人生への願い〈美しく〉

ある年の夏、私はドイツのカイザースヴェルトというところへ行っていました。ここはみなさんご存じのように、一八五〇年、ナイチンゲールが初めて看護教育に接した場所です。そのときのナイチンゲールは三〇歳。

彼女は大変な名門に育っておりますから、彼女が看護師になりたいといったときには家中の反対を受けます。その彼女のやむにやまれない気持ち、それが三〇歳までもちこされたあたりが、また、とても面白いことだと思います。いつかこの熱も冷めるだろうと家族は期待したでしょう。けれども、彼女の思いはつのるばかり。

そして三〇歳のとき、それも家の人を偽って、というのは、彼女の思いを察した友人が彼女を誘いだして旅に出ます。その旅の途中、一八五〇年七月三〇日、カイザースヴェルトへ行くことになります。ここはほんとうに小さな町、または村といってよいような所です。そこには一八三六年、テオドール・フリートナーという人によって創設されたディアコニー学園という看護の学校がありました。世界で最初の看護学校と呼んでよいかは別としましても、この学校は非常に早い時期の看護学校であったことは事実だろうと思います。

そこへ行って、ナイチンゲールは大変な衝撃を受けます。看護こそ私の仕事と思っていたことに誤りはなかった。自分はもう家族の反対があったからといって心を揺り動かされることはないだろう。わずか二週間の滞在でしたが、彼女は家路につこうというその日に、この決意を日記に書きしるします。一八五〇年八月一三日です。

「何者たりとも二度と再び私を悩ませることはできないと思うくらい、身に勇気を感じて、カイザースヴェルトを去る」

私はカイザースヴェルトのディアコニー学園の図書室を見て、非常に感動させられました。それは、その図書室には看護の本だけではなく、女性の生きかたをめぐっての書籍がずらりと並んでいたからです。看護という仕事には、この世に生きる自分をどう生かそうかと悩んだ大勢の女性たちの一種の決断の歴史が背後にあるように思えたのです。それは、私たち男がごく普通に社会に出て仕事をしていくのにくらべたら、はるかに困難な状況の中での彼女たちの苦悩であり、決断だっただろうと思います。

なにがいったい彼女たちにそうした人生に対する真剣な思いを生みださせたのか。「なに、女に生まれたんだから、だいたい親がやってきたとおりに生きればいいじゃないか」という考えだってあったに違いありません。これがなぜそれではすまなかったのか。これにはもちろん、それまでの社会の変遷、ものの考えかたの変化ということもあろうかと思います。しかし、それにしても、看護には、過去から現在にいたるまで、女性たちの真剣に生きようとしてきた足跡が色濃くしるされているのではないか。カイザースヴェルトで、私はおのずとこんなことを考えさせられていました。

一言でいえば、どの人も一回限りの人生を精一杯充実して生きたいと願っています。ごくあたりまえのことです。しかし、この「充実して生きる」とは、いったいどういうことなのか。これこそ私たちにとっての一番の問題ではないでしょうか。「充実して生きる」。これを私は、その人なりに、その一度限りの人生を美しく生きることではないかと考えています。ですから、もちろん一人ひとりの美しさについての意識や感覚が究極的には問われることになります。しかし、いずれにしても私たちはみな、美しく生きたいと願っている。その美しさへの願いが、私たちの人生の旅路の内容と質を決めていくように思います。

その意味で、ナイチンゲールはカイザースヴェルトでほんとうに美しく生きる人びとに出会いました。その人びとと、彼らが行なっている業《わざ》に感動したのです。そしていま、私たちは、今度はこのナイチンゲールの生涯と業になにか美しさを感じはじめている。学ぶべきことがたくさんある。そんなふうに思っているのではないでしょうか。

歴史というのは、決して過去の遺物の寄せ集めではありません。人や出来事の背後には、それぞれの人の意味のある人生を求めての真剣な努力の歩みが隠されている。まず、そのことをみなさんに知っていただきたいと思いました。

私ごとになりますが、私が看護と出会ったそもそもは、妹が看護学校にはいったときです。看護の世界がどういうものかわからないまま、私は妹の入学式についていきました。そして、そこで歌われたその学校の校歌の一節に深い感銘を受けました。「美しく激しく生きん」と歌われていたのです。

妹はもう忘れてしまっているようですが、私はいまでも歌えます。私は、自分なりに、この人生、なんとかよく生きたいものと心のうちで思っていましたが、この「美しく激しく生きん」に触れたとき、感動し、深く考えさせられました。美しく生きるなどと、なんとなくいえても、激しく生きるとは……。これがこの学校の校歌でさりげなく歌われている。それを聞きまして、私自身も「ああ、そんな生きかたをしてみたいなあ」と、心の底で少し決心したように思います。美しく激しく生きようと。

その後、私は八木重吉という詩人の、とても優れた短い詩に出会いました。
それはこんな詩です。

いきどおりながらも
美しいわたしであろうよ
哭きながら
哭きながら
美しいわたしであろうよ

「哭《な》く」はここでは、わあわあ声を出してなく、非常にみっともない「なく」です。決して美しくない。しかし、悪戦苦闘しながらでも、自分の人生を真剣に生きようとする姿が見えています。
ナイチンゲールの生きかたもそうでした。彼女の著作や伝記を読んでおりますと、そこには一人の人間がどんなふうに自分の人生を、右往左往しながらも、しかも激しく、ひとのいのちのために生きようとしたかがよく現れています。

ナイチンゲールというと、美しい天使のような姿を思い浮かべがちですが、伝記を読んでみますと、とても好きになれそうもないような姿が見えてきます。私の娘に、あるナイチンゲールの伝記を読んでごらんといってすすめたことがあります。娘はそれを読んで、「もうナイチンゲールが嫌いになった」といいました。あまりにもあくどいというか、そうした感じの女性の姿を見たようです。とても思いやりがないようにも見えます。若い人からすれば、きっとそうだろうと思います。

でも、そういうふうに場面、場面をとってみると、とてもこんなことでよいのかなと思ってしまうような、決して天使なんかではない、激しく、激しく生き、燃焼し尽くすような人生を見て、私はこれこそひとが生きるということの美しさではないかと思ってしまいます。

「美しい」という言葉、よく使っていますが、この言葉の意味をみなさんはお考えになったことがあるでしょうか。私は、この「美しい」は、「きれい」

という言葉とはどうも違うように思われてなりません。「美しい」とは、生きかたを含んでいる。きれいな人はいっぱいいます。しかし、美しい人というのはほんとうにまれなのではないか。きれいであろうとなかろうと、それは関係がない。

『白雪姫』の話をみなさんご存じでしょうか。あのグリム童話のお話です。あの話には、この「美しい」と「きれい」についてのとても適切な内容が語られています。

ある冬の日、お妃《きさき》が窓辺に座って縫い物をしている。雪がちらちら降ってくる。お妃はそれを見て、ああ、このまっ白な雪のように色白な子どもがほしい。そのとたん、針で指を刺してしまいます。すると血が三滴、雪の上に落ちます。血がどういうふうに窓を越えて外に落ちたか、なんて考えるとだめなのですが、そういうことは抜きにしましょう。ここでは一つのイメージの世界、象徴の世界が語られているわけですから。

窓枠は黒檀でできている。その黒い窓枠を見て、お妃は、雪のように色白で、血のように頬が赤くて、そして黒檀のように髪が黒い、そんな女の子がほしいと願うのです。やがて、その願いどおりの女の子が生まれる。しかし、この赤ちゃんを産むとお妃は死んでしまいます。死ぬことになっているのですが、グリムの最初の原稿では死なないのです。あとで自分の娘の美しさに嫉妬する母親の姿、これは母親の姿としてはあまりよくないのじゃないか。そんな思惑が働いたのでしょう。グリムはお妃を死なせ、ここに継母《ままはは》を登場させました。

　この白雪姫が七歳になったとき、ほんとうに輝くばかりに美しい子になりました。それを見てお妃は嫉妬するのです。このお妃、不思議な鏡をもっていました。彼女は鏡に向かってこうたずねます、「鏡よ、壁の鏡よ、国中で一番美しいのはだれじゃ」と。これはドイツ語で、とてもきれいな言葉です。「シュピーグライン、シュピーグライン・アン・デア・ヴァント、ヴェア・イスト・ディ・シェーンステ・イム・ガンツェン・ラント。Spieglein, Spieglein an der Wand, Wer ist die schönste im ganzen Land?」。「シュピーグライン・アン・

デア・ヴァント」「壁の鏡よ」、「ヴェア・イスト・ディ・シェーンステ」「だれが一番美しいの」、「イム・ガンツェン・ラント」「国中で」。とてもきれいでしょう。みなさんも鏡に向かってやってごらんなさい。

鏡はほんとうのことをいうことになっています。だから大変なのです。みなさんも鏡を見るとき、ちょっと気をつけて見てください。私たち大人が鏡を見るときは、自分で自分を見ているのではなくて、自分が人にどう見えるかを見ているのですね。いわば、他人の目で。それに対して、子どもはそうではありません。子どもは、ものに見入るということができる。バスや電車の中で、小さい子どもにじぃーと見つめられた経験はありませんか。見ている子どもは、見られている自分を意識したりはしません。ほんとうに見入るというかたちで見ています。

ところが大人はそうではない。鏡に向かっても、自分がどんなふうに人に見えているだろうかと思いながら鏡を見ている。そしてその際、自分が自分について抱いているイメージや、ときには人が自分に与えてくれたイメージをそこで見ようとしている。そしてそのイメージに自分を合わせようと鏡の前で苦労したりもする。だから自分でほんとうの自分を見るなどということは、大人にはとてもむずかしいのです。

白雪姫の継母も、いや、あのお妃も鏡を見ながら、娘と自分をくらべている。娘があんなに生き生きと輝くばかりに美しく育っていくのに自分は……と、見てしまう。考えてもみてください。七歳の子どもをもった母親は、二五歳で赤ちゃんが生まれたとすればもう三二歳。

みなさんもご存じのように、人間の生理的成熟の頂点は、女の人は一八歳、男は二〇歳だといいます。その後は日に日に衰えている。そう思いませんか。女子高校生なんかなんにもしなくともきれいです。それがお化粧しようなんて思うのは、衰えが少し頭にあるから。そのあたりの問題なんですね、白雪姫の話は。

七歳までの子どもは健康でありさえすれば、ほんとうにその子らしい輝きをもっています。シュタイナー教育で有名なシュタイナー（Rudolf Steiner）という学者は、人間の成熟を七年周期で見ています。

最初の七年は子どもの生理的成熟、健康こそがその時期の課題。健康教育が大事な時期です。七歳から一四歳までは情操を豊かにすること、心理的成熟が課題です。音楽や芸術による情操教育を重んじ、子どもの心を養わなければならない時期。一四歳から二一歳は、子どもの社会性を育てる時期。これを終えて初めて私たちは成人することになります。二〇歳、二一歳の成人式にはそれなりの意味があるのです。

こうした子どもの成長に向かいあうというよりは、それをはるかに越えた年齢を歩いている父親なり母親は、ですから自分の衰えていく姿をどう受けとめながら生きるかが課題となる。

白雪姫のお妃は、それなのに最後まで、くり返し、くり返し同じことをいっている。さっきと同じ言葉です。「シュピーグライン、シュピーグライン・アン・デア・ヴァント、ヴェア・イスト・ディ・シェーンステ・イム・ガンツェン・ラント」。彼女にとっては、人にどう見えるかという外見の「きれいさ」しか問題でない。人との比較なのです。

その白雪姫がいよいよ結婚する段になって、お妃は居ても立ってもいられない。ドレスアップして、鏡の前に立ち、同じことをたずねます。そしていよいよ結婚式場へ行ってみたら、花嫁は、あの白雪姫でした。でもそのときには、お妃にまっかに焼けた鉄の靴が用意されています。彼女はそれを履いて死ぬまで踊りつづけなければならなかったと書いてあります。外から見たらその姿はまことに華やかに見えたことでしょう。あの人はきれいに踊っている、と。でも、彼女はそのままぱったり倒れて息絶えてしまう。少なくとも美しいなどと呼べる人生ではなかった。

そして、これはそのまま白雪姫のこれからの課題になります。彼女も結婚したのですから、当然子どもが生まれる。さあ、今度はおまえがどう生きるかね、と問われる。お妃のようになるか、それともどんな生きかたをするようになるのか。きれいな白雪姫だけに、この「美しい」はむずかしいことでしょう。

「白雪姫」のお話はすごい世界を含んでいます。私たちが美しく生きたいと思うなら、とくに二〇歳を過ぎたら、もう外見のきれいさではなくて、生きかたを含んだ美しさを求めなければならない。ナイチンゲールが三〇歳になって、人生の後半に向かう時期に、看護こそわが天職、彼女はこれをコーリングと呼んでいますが、そのように呼んだことの意味をみなさんにいくらかでもわかっていただきたいと思い、こんなお話をしました。

What we can do と what we are

ナイチンゲールは、書簡（『書簡集』）の中で、看護師は毎日毎日進歩しつづけていなければならないと語っています。看護師は「優れた女性」でなければならない。そして、「優れた女性」とは、日に日に進歩している人のことだといいます。

書簡一で、彼女はこういいます。「教育の仕事は別として」、というのは、彼女にとっては教育と看護は一緒なのです。

世の中で看護ほどに、その仕事において《自分が何を為しうるか》が、《自分がどのような人間であるか》にかかっている職は、ほかにはないからです。《優れた看護婦》であるためには《優れた女性》でなくてはなりません。そうでないかぎり、人はただやかましく鳴る鐘のようなものです。ひとえに優れた女性でありたいとひたすらに願うのであれば、常に進歩しつづける女性でなければなりません。

ここのところ、こんなふうに書いてあります。「What we can do」私たちになにができるかは、「What we are」私たちがどのような人間であるか、にかかっている。「What we have」ではない、つまり、私になにができるかは、私の持っている知識や技術が問題なのではなく、私がどんな人間であるかで決まる。しかも、看護と教育というのはそうした仕事だというのです。だから、私たちは優れた女性でなければならない。そして、優れた女性の「優れている」とはなにか。それはひとえに日に日に進歩しつづけること。たえず向上しつづける女性が優れた女性だというのです。

同じことは、ヘンダーソンの『看護論』と『論文集』にも出てきております。この『看護論』を、ヘンダーソンはクレール・デニソンという人の言葉を引用して締めくくっております。「結局のところ、また本質的に、看護ケアの質はそれを行なう人間の質によって決まる」。最終的には、そこに行きつくのです。これは、ナイチンゲールのいっていることとそのまま符合します。

看護と看護者の成長の段階

では、どうなることが進歩であり成長なのか。ヘンダーソンの『論文集』に「看護に優れるとは」というとてもよい論文があります。これにそのことが出ています。ヘンダーソンは自分の先生であった、アニー・グッドリッチがつねづね看護の発達史における三段階について語っていた、といいます。つまり看護は、三つの段階を経て成長するというのです。情緒期、技術期、創造期です。「たいていの看護婦は、この3段階を自分の成長史のなかに認めることができる」のではないかと、ヘンダーソンは語ります。

その説明はこうです。「若い看護学生は同情に動機づけられて人類への援助を志します」。看護師になって人びとのために働きたいという同情を動機にする。「しかし彼らはある種の技術ないし技能を学んだのちにはじめて、単なる同情や無器用な身体的援助以上のものを人々に提供できるようになるのです」。どんなに同情する心があっても、技術を覚えなければ具体的な援助はできない。

その際に彼らは、看護実務が内包するおびただしい数の方法を学ぶことになるので、一時的に看護の技術期（第2段階）にすっかり夢中になってしまう可能性があります。残念なことに、看護婦のなかには、ときには医師のなかにも、以後決してこの第2段階を抜け出せない者がいるようです。

ほんとうにそうですね。日本では、お医者さんはもうだいたい抜け出せないでいるのじゃないでしょうか。看護師もそうです。技術の講習会の通知がたえずあるでしょう。技術的にさまざまな器械・器材を操ることから始めて、そうしたことをやっていればすばらしい看護師になれると思っている。技術を覚えていくのは、たしかにそれ相当の喜びがあります。でも、これにとどまってはいけない。

「しかしながら、完全で、成熟した、すなわち優れた看護婦は、患者に同情を寄せかつ敏感に反応する能力はもちろん、看護の技術的な力も十分に身につけているのですが」、つまり同情ももち、技術的な対応の能力ももちろんもっているけれども、「彼女は自分の情緒的な反応と技術的な対応とを、自分の患者の特殊なニーズや自分の置かれた状況に適した独自のやり方で活用します。そしてまた、そういう活用のしかたをする機会をもっています。これが看護の第3段階」だといいます。

とても要約されたかたちで、これがいわれております。「自分の情緒的な反応」と「技術的な対応」とを、「自分の患者の特殊なニーズ」、そして「自分の置かれた状況」に適したやりかた――大病院じゃないからできないとか、こういう器械・器材がないからできないというのではなくて、そこにいる相手のニーズに応じ、またその場所、場所に応じた独自のやりかた——で、自分の看護をする。これができるのが創造期だといいます。

たしかに、これは看護の発達段階の優れたとらえかただろうと思います。しかし、このヘンダーソンの語る看護の発達段階は、主として看護者個人の成長に焦点が当てられており、ひととひととの関係でそれがどう成長・発展していくかが鮮明ではありません。そこでここでは、ひととひととの関係、とくに援助という関係の中で看護者や看護はどう成長・発展していくのかを考えてみたいと思います。これを、ナイチンゲールが学んだディアコニー学園の、ディアコニーというものの考えかたにしたがって、みなさんとご一緒に考えてみたいのです。

「ディアコニー」というのは「奉仕」という意味です。ひとに仕える。この「仕える」がほんとうに「仕える」にふさわしい内容になるためには、それ相応の発達の過程もしくは段階がある。ディアコニーはこれを四つの段階に分けます。

第一に、「ひとの生命に近くあろうとする願い——共に在ること——」。まずひとと共に在ることからすべては始まる。これはとても大切なことで、私たちの現在の教育に対する批判を含んでおります。

いっぱい勉強しておけば、現場に出たときに役にたつことが多いだろう。そう思うけれども、意外にそれが役にたたない。それよりも、なにもできないいま、援助を必要としている人びとのところへ行って、その人が真に欲しているものがなにかを知り、それに応じた技能を身につけたほうがはるかに具体的なよい働きができる。いまは、教育というと、将来予想されるいろいろな問題に活用できそうな技能や知識をふんだんにつめこむことをもって教育だと考えています。

その点、ディアコニーは違います。まず援助を求めている人びとと共に在ることから始めなさい。まず一緒に居なさいとすすめます。

二番目は、「いのちの流れを個別に深く見る目——看ること——」です。人びとがなにを求めているのか、ニーズを把握しなさい。感じとりなさい。

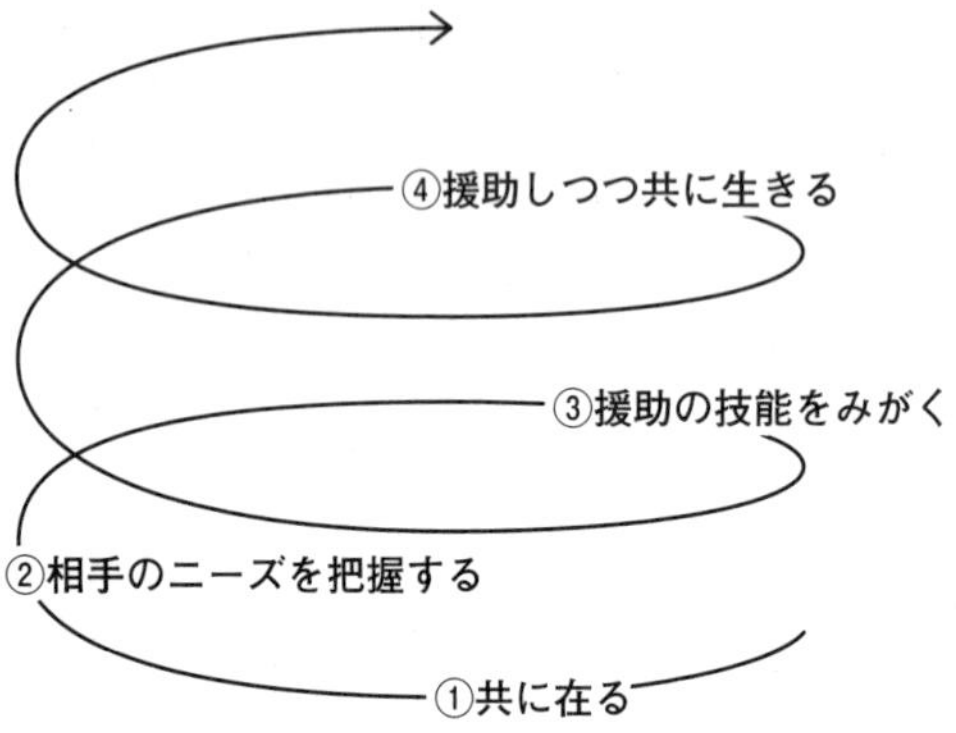

図１　成長の階段

三番目は、そこで必要とされている「援助のすべを学び、訓練する――技能をみがく――」ということです。

そして、四番目には、その技能を生かしつつ、その人びとと共に住みなさい。「援助しつつ、共に生きる――実践する――」ことです。

これは、単純な形でいえばこんなふうになると思います（図１）。まず①、共に在ることからスタートして、らせん状に②の段階にいたる。共に住み、相手のニーズを把握しつつ、③の段階、そのニーズに応えるための援助の技能をみがく。そして、④の援助しつつ共に生きる実践の段階では、また①の段階へともどってくる。しかし、全体はらせんを描くように上昇していく。こうして、らせん状の階段を上るように私たちの援助の質は向上していく。いや、援助の質が向上するだけではなく、私たち自身もそれなりの成熟をとげていく。そこでいま私はこのディアコニーの考えかた、その段階に沿って、看護はどうであったのか、また、どうであらなければならないのかをお話ししていきたいと思います。

第2章◈ひとの生命に近くあろうとする願い《共に在ること》

ケアは決して身体だけのことではなくて、
その人の生活、いのち全体に対する配慮を意味しています。

共に在ることの困難さ

「ひとの生命に近くあろうとする願い」などといえば、これはごくあたりまえのことのように思われます。けれども、実際はこれがどんなにむずかしいことか、私たち自身をふり返ってみればすぐにわかります。できることならあまり近くにいたくない。ことに気むずかしい人、自分にとって苦手の人となるといっそうそうです。また、仮にかろうじてその人のそば近くにいたとしても、心は遠く隔たっている。いわば、その人についての観念の中にはまりこんでいたりすることが多い。「ああ、この人はこういう人で、こんな病気、こんなことで困っているのだ」と決めてかかってしまう。そばにいて、一人ひとりの生命の息吹きを感じながら生きるなど、私たちにはますますむずかしくなってきています。孤立、不干渉、無関心といったことが、なにか現代人の美徳のようになってしまいました。

こんな状況の中で、あえて他人とかかわろうとする看護を学ぼうとするのですから、これからの看護教育はむずかしいものとなるだろうと思います。学ぶ学生たちに病んでいる人についての実感がありませんし、年とった人の寂しさなどとも縁遠くなっています。家庭にも地域にもそうした人びとと接する機会も場もなくなってきている。

それに輪をかけるように、いまの学校教育です。学びといえば小学校のころからすべて知識、知識で、まったく実感の伴わない知識や理論をひたすらに覚えるだけ。競争が強いられ、ひととひととの交わりや、そうしたところで得られる喜怒哀楽の感情、そしてひとと共感する心、そうしたものがすっかり押しやられてしまっている。いったいこれで共に在ろうとする援助の業《わざ》などできるようになるのでしょうか。

ですから、まず共に在ることから始めようというディアコニーの考えかたは、教育としても、また私たちのありかたとしても、とても多くの真理を含んでいると思います。看護の歴史を見ていきますと、まず、私たちは病む人、苦しんでいる人とほんとうに共に在ろうとした人びとに出会います。ああ、こういうことだったのかと目を開かれる。なぜ、あの人たちはあんなにしてまで、ひとの生命の近くにいようとしたのか、あくまでも共に在ろうとしたのか。それも、まったくの赤の他人に対してまでも。

ところで、看護は、なぜ見も知らぬ人にまで援助の手をさしのべようとするのでしょうか。そんなことはあたりまえだと、みなさんおっしゃるかもしれません。でも、考えてもみてください。ほんとうにあたりまえなのでしょうか。給料をもらっているからだとか、プロだからでは答えになりません。いまのように看護という職業が生まれる前から、つまり給料とは関係なしに看護はそうだったのです。

むしろ、援助が業として一人歩きをしはじめ、病院ができたり、看護という職業が定まると、かえってこれがあやしくなります。見も知らない人に手をさしのべるどころか、金と引き換えでなければ看てあげないというふうに。

「病院は患者のために存在しているものであって、病院のために患者が存在しているわけではない」（「病院と患者」）。ナイチンゲールはいまから一世紀以上も前、しかも看護という職業が定まったばかりの時期に、もうこの本末転倒が起こっていることを指摘しています。

ひとの苦しむ姿や病む姿を見て、かわいそうにとすぐに手が出るか。事柄はそう簡単ではないようです。西洋医学の発祥といわれるギリシャの時代のことを見てみますと、このことがよくわかります。あの時代、赤の他人に援助の手をさしのべることはありませんでした。助かる見込みのない人に医療の手をさしのべることもなかった。プラトンの『国家』などを読んでみますと、そのあたりの議論が出てきます。

たとえば、ギリシャの時代、自分の身内に病気の者がいれば、もちろんその人にケアの手はのべられました。医者も連れてこられました。でも、自分の家の者でない者に対して、ケアはしませんでした。自分の家、身内、また自分の国の人というかたちでしか、ケアや医療は考えられませんでした。これが事実のようです。

では、それがいつごろから、自分の家の者、自分の国の者以外にもケアの手をさしのべるようになったのか。これには、それを支えるだけの世界観が必要でした。インドでは、紀元前六世紀、釈迦によって慈悲が説かれ、見も知らない人に対しても助けの手がのべられていたといいます。

ヨーロッパに限っていえば、そうした援助の行為を支えるような世界観は、キリスト教の誕生と、それがひろく広まっていくことと関連しました。隣人愛ということです。援助を必要としている人、身に障害を負っている人、病気の人、そうした人びとに手をさしのべる。これが最初はごく個人的なこと、または個々の教会内のこととして行なわれましたが、やがてこれがかなり組織的になります。一二、三世紀のことです。

タラントをどう生かすか

一二、三世紀、当時の人びとの思いを支配していたひとつのこと、それはやがてこの世の終わりが来るということでした。私たちの人生に終わりがあるように、この世の終わりがくる。私たちの生命の終わりの時がくる。そのとき私たちはどうなるのか。そして、最後に私たちにはなにが問われることになるのか。そうした思いが当時の人びとの心を占めていました。終末ということです。

聖書の中に、こんなお話があります。「タラントのたとえ」です。「タラント」というのは貨幣の単位です。かなり大きな貨幣の単位のようです。みなさんご存じのタレント歌手の「タレント」は、この「タラント」が語源です。

主人が旅に出ることになって、自分の召使い三人にそれぞれ、その能力にしたがってお金を預けていきます。能力のある男には五タラント、まあまあという者には二タラント、これはだめだなと思う者には一タラント与えます。そして、「おまえたちはこの金を生かして用いなさい。私が帰ってきたときに、その精算をしなさい。それまでにもうけておきなさいよ」と、主人は出ていきます。

やがて、主人は旅から帰ってきて、召使いたちを呼び出して聞きます。まず、五タラントの者が出てきます。主人はいいます。「さあ、おまえの精算をしなさい」。五タラント預かった者は、五タラントも預けられただけあって、やはり能力があったのでしょう、五タラントを倍にして一〇タラントにして、主人に差し出しました。主人は「おまえはよくやった」とほめます。二タラントの男も、精一杯自分なりに頑張って、二タラント増やし、四タラントにして主人に返しました。主人はこれもまた「よくやった」とほめました。

ところが、一タラントの男はどうしたかというと、預かった一タラント、これはなくしてはならない、主人は厳しい人だからと、その一タラントを土に穴を掘って埋めておきました。ありそうな話です。私たちだって、そういう話を笑うけれども、高価なものを買ったって、使いもしないでしまっておくことがあるでしょう。この男が一タラントを穴から取り出して差し出したら、主人は怒るんです。「おまえはけしからん男だ。この一タラントを銀行に預けておけば、利子と一緒に返してもらえたものを。おまえはそれをなんで穴に埋めておいたのか」。それでこの召使いは主人にこっぴどくしかられて追い出されたというのです。これがあのタレント歌手のタレントのいわれです。

というのは、タレント歌手にだけタラントがあるのではなくて、私たち一人ひとりにこのタラントが与えられているというのが、この話の大切なところです。みなさんは、私は一タラントだという人が多いかもしれません。いや、私は五タラントだという人もおられるでしょう。でも、いずれにしても、私たちは自分に託されたものを、それぞれ精算しなければならない。いつ帰ってくるかわからない主人に備えて、自分なりの稼ぎをしていなければならないのです。

この物語は新約聖書の「マタイによる福音書二五章」に出ているのですが、聖書ではこのすぐ後に世の終わり、最後の審判の場面が描かれています。ということは、一タラントなり五タラントなりを与えられた者が、これをどう生かすことがほんとうに生かしたことになるのか。それが最後の場面で問われることになるというのです。

私たちも、自分にタラントがあればこれをどう生かそうかと考えますね。人によっては金もうけ、またある人は学問の世界で業績をあげようとすることでしょう。いずれにしても、私の人生にとって意味があると思えることのためにこれを使いたいと思います。でも、なにがいったいほんとうに意味があることなのか。むずかしい問題です。これが、聖書の次の場面の問題です。そしてこれが、ヨーロッパ中世、一二、三世紀の人びとの、心をとらえた場面であり、看護の源流をなすところです。聖書からご紹介しておきたいと思います。

七つの愛の業

これは、あのミケランジェロなどの絵でも有名な「最後の審判」の場面です。思い出してください。世の終わり、これを私たちは、私たちの人生の終わりと考えてよいと思います。ここで、最後の裁きが行なわれます。その場面はこうだといいます。王が、つまり神が、羊と山羊を分けるように、天国に入る人と地獄に行く人を分けるのです。

この場面、とても面白いと思います。羊と山羊はどちらもとてもよく似ている。しかし、山羊は貪欲で、羊は柔順。ちょうど、自分のことだけを考える「きれい」と、生きかたを含んだあの「美しい」の違いのようです。

王はこれを分けます。羊を右に、山羊を左に。そして王は右にいる人びとに、こういうのです。

「おまえたち祝福された人たちよ、さあ、あなたたちのために用意されている天国に入りなさい」。なぜなら、「あなたがたは、わたしが空腹のときに食べさせ、かわいていたときに飲ませ、旅人であったときに宿を貸し、裸であったときに着せ、病気のときに見舞い、獄にいたときに訪ねてくれたからである。そのとき、正しい者たちは」、羊ですね、「答えていうであろう。『主よ、いつ、わたしたちは、あなたが空腹であるのを見て食物をめぐみ、かわいているのを見て飲ませましたか。いつあなたが旅人であるのを見て宿を貸し、裸なのをみて着せましたか。また、いつあなたが病気をし、獄にいるのを見て、あなたのところに参りましたか』」。その人たちは身に覚えがないというのです。「すると、王は答えていうであろう。『あなたがたによくいっておく。わたしの兄弟であるこれらの最も小さい者のひとりにしたのは、すなわち、わたしにしたのである』」。一番みすぼらしい者のひとりにしたのは、それはわたしにしてくれたのだ。そして、おまえたちは天国に入りなさい、と。

「それから、左にいる人びとにもいうであろう」。山羊です。「のろわれた者どもよ。わたしを離れて、悪魔とその使いたちとのために用意されている永遠の火にはいってしまえ。あなたがたは、わたしが空腹のときに食べさせず、かわいていたときに飲ませず、旅人であったときに宿を貸さず、裸であったときに着せず、また病気のときや、獄にいたときに、わたしを訪ねてくれなかったからである。そのとき、彼らもまた答えていうであろう。『主よ、いつ、あなたが空腹であり、かわいておられ、旅人であり、裸であり、病気であり、獄におられたのを見て、わたしたちはお世話しませんでしたか』。そのとき、彼は答えていうであろう。『あなたがたによくいっておく。これらの最も小さい者のひとりにしなかったのは、すなわち、わたしにしなかったのである』」。

これは、ほんとうに劇的な場面です。これが中世の人びとの心を支配した最後の裁きの光景です。私たち一人ひとりに神からタラントが託されている。これをどう用いたらよいのか。いったい神によってよしとされる人生とはどんな人生なのか。その答えを人びとはここに見いだしました。そして、私たちに求められることは、ほんとうに私たちが、「最も小さい者のひとり」のための存在になりうるかどうかということでした。

聖書で、タラントの話のすぐ後に、この世の終わりの裁きの場面が語られているのは、とても意味のあることでした。タラントをなにに生かすことが、ほんとうに生かしたことになるのかが、ここに示されているからです。

この最後の審判の場面で語られている愛の業《わざ》、これが中世の人びとの心をとらえました。中世ばかりではありません。近代、現代の人びとにとっても同じであることは、あのマザー・テレサがこの聖書の言葉をたえず引用していることからもおわかりと思います。

私が看護の歴史を読んで、長いこと不思議に思っていたことがあります。あのナイチンゲールが学んだディアコニー学園の創始者、テオドール・フリートナーは、最初は獄にいる人びとのケアを行なっていました。それからナイチンゲールの先輩にあたるエリザベス・フライ、彼女はイギリスの看護の歴史では忘れてはならない人ですが、彼女もまた獄にいる人をせっせと訪ねています。これがいったい、なぜ看護と結びつくのか。私にはなかなかわかりませんでした。でも、看護もこれも同じことだったのですね。

ヨーロッパの福祉施設を訪ねてみますと、たいていのところに、私たちがちょっと注意してみれば、目にとまる言葉があります。それが「これらの最も小さい者のひとりにしたのは、すなわち、私にしたのである」という言葉です。それが彼らの看護なり福祉の源流にある。

この愛の業、数えてみると六つあります。ただ、六というのはどうもおさまりがよくない。そこで、もうひとつつけ加えられて七つになりました。これが「七つの愛の業」と呼ばれるものです。つけ加えられたのは「死をみとる」ことでした。みとり、葬ることです。この七つの業こそが、ひとが地上でなす最も尊い仕事、最も意味のある仕事とされました。

さて、いまの言葉の中に、「旅人であったときに宿を貸し」というのがありましたが、この「旅人」というのがラテン語でホスペスです。これは「旅人」とか「余所者」という意味です。ちょっと響きを変えれば、「敵」という意味にもなる言葉です。ですから、旅人、見も知らぬ人に宿を貸そうというのですから大変なことです。でも、ここではこうした人にも宿を貸しなさいといわれている。

このホスペスから出てきた言葉が、みなさんがよく知っているホスピタルです。それから、ホテルもそうです。もっとも、ホテルは旅人に宿を貸すけれども、いまはとてもただでは置いてくれません。いま盛んにいわれるホスピスというのも、ここから出た言葉です。どれも、宿のない人、身よりのない人、見知らぬ人を、どうぞと迎えいれるという性質のものです。

こうして、聖書に出てくる七つの愛の業がホスピタルを生むきっかけとなります。そして、これが一二、三世紀にどんどんできるようになります。したがって、ホスピタルの内容は、いまでいう病院ではありません。ここに述べられたすべてのことを行ないます。空腹の人に食べさせ、かわいている人に飲ませ、旅人に宿を貸し、裸の人には着物を着せ、病気の人をそこに受け入れ、さらに獄にいる人にまで目を向けます。

ここで、このホスピタルのことをみなさんに少し知っていただきたいと思います。私たちはお客というと「ゲスト」という言葉を思い出します。そして「ゲスト」というと、とてもよい扱いをしなければならない客のように思ってしまいます。ところが、この「ゲスト」はもともとこんな意味だといいます。「わたしは旅人ですけれども、あなたの家の軒下を今夜一晩貸していただけませんか」。軒下、ああ、そこならいいですよといって、許された人がゲストです。家の中にゲストルームがあるわけではない。軒下、家の外なのです。

これを、ホスピタルとくらべてみてください。まったく違います。ホスピタルは家の中に迎えいれ、さらに親身のケアをします。ここからホスピタリティなどという言葉が出てくる。これはみなさん、よくご存じの言葉で、ヨーロッパの病院の起源としてしっかり覚えておいてよいことです。

いまはホスピスということがしきりにいわれるようになりました。しかし、これも、かつてホスピタルでやっていたような「みとりの業」を、いままた病院や施設でやれるようにしようということではないかと思います。

病をどう見るか

ホスピタルがあの七つの愛の業という考えを中心にできるようになりますと、このあたりで人びとの病気に対する見かたも変わらざるをえなくなります。みなさんはどうお考えですか、ある人が病気になるということを。なぜ、その人が病気になるのかという問題です。これは病をどう見るか、病の意味をどう考えるかの問題です。

古い時代、ある人が病にかかると、それはその人がなにか悪いことをしたから、その罰として病がその人に臨んだのだという考えが支配的でした。それが、ユダヤ教やキリスト教の登場とともに、そうではない、彼が病気なのは、彼が神に選ばれ、鍛えられるためなのだという考えかたが出てきます。旧約聖書の「ヨブ記」に出てくるヨブのような存在がそうです。彼は病気を与えられることによって、ためされ、鍛えられている。彼は神に選ばれているのだ。そういう見かたです。

ヨーロッパ中世は、これにさらに別の見かたを加えていきました。病んでいる人を自分から切り離して、罪に対する罰だとか、選ばれ鍛えられているからだというのではなく、この病んでいる人の存在は、かたわらに立つこの私に、いったいなにを語りかけ、なにを問いかけているのかということです。なぜ、私でなく彼が病んでいるのか。病む人の存在が、かたわらに立つ私との関係の中で問われるようになります。「この最も小さい者のひとりにしたのは、すなわち、わたしにしたのである」という言葉が、病む人と自分を結びつけ、人びとのありようを問いただすことになります。

ホスピタルの動きを支えたのは、男も女も変わりありませんでした。しかし、私はこの時代の女性たちの活動に目をとめたいのです。というのは、一一、一二世紀は十字軍の時代。男たちの多くは戦いに熱中します。となれば、七つの愛の業もかたちだけのものになり、変わっていきます。こんななか、女性たちの働きは徐々に力を増していきました。一二、一三世紀そして一四世紀になると、その動きはいよいよ組織的になります。このあたりのところは、看護の歴史でもとても面白いところです。

男性たちには理解できない女の働きが顕著になる。たとえば、どうして女たちはあんなに、秩序を無視してまでも、ケアの仕事に熱中するのか。どうしても理解できないという男の思いは、やがて魔女を生みだします。そして、魔女の筆頭にあげられるのが助産婦だったりすることになります。

でも、ほんとうは、自分たちに与えられた一タラントをどう生かして用いようかという、彼女たちの決断があってのことではないかと思います。

エミリー・ディキンソンという一五〇年ばかり前のアメリカの女流詩人がいます。彼女の詩にも、いまお話ししたような思いが端的に表わされているようで面白いと思います、とくに女性の心ばえを知るものとして。こうです。

If I can stop one Heart from breaking
I shall not live in vain
If I can ease one Life the Aching
Or cool one pain

Or help one fainting Robin
Unto his Nest again
I shall not live in vain.

(Emily Dickinson　1830-1886)

たったひとつの心でも
落胆するのを　くいとめることができるなら
わたしが生きているのは　無駄ではない
ひとつのいのちでも
苦しむのを　やわらげ
ひとつの傷でも　冷やしてあげられたら
また　一羽の弱った　駒鳥でも
もとの巣に　もどしてあげられたら
わたしが生きているのは　無駄ではない

（筆者訳）

ところで、七つの愛の業、この七番目に「死をみとる」ということがあることをお話ししましました。これがいま看護ではとても大切なこととされるようになりました。ターミナル・ケアの問題です。だが、いったいだれがこれをやろうとするのか。いまはお医者さんがこれを率先して説いておられるようですが、歴史的に見れば、これはちょっと違う。この点に関して、みなさんにもうひとつ、詩をご紹介しておきたいと思います。

永瀬清子という人の「悲しめる友よ」という詩です（茨木のり子『詩のこころを読む』より）。

悲しめる友よ
女性は男性よりさきに死んではいけない。
男性より一日でもあとに残って、挫折する彼を見送り、又それを被《おお》わなければならない。

男性がひとりあとへ残ったならば誰が十字架からおろし埋葬するであろうか。

聖書にあるとおり女性はその時必要であり、それが女性の大きな仕事だから、あとへ残って悲しむ女性は、女性の本当の仕事をしているのだ。

だから女性は男より弱い者であるとか、理性的でないとか、世間を知らないとか、さまざまに考えられているが、女性自身はそれにつりこまれる事はない。

これらの事はどこの田舎の老婆も知っている事であり、女子大学で教えないだけなのだ。

——短章集2『流れる髪』

茨木のり子という詩人が、この詩についてとてもよい説明をしています。

……実に痛快な結論に達しています。

女房より先に死にたいと願っている男性はいっぱいいますし、実際、女房に先だたれた男ほど哀れで、こころもとなく見えるものはありません。年をとればとるほどそうで、何かをごっそりもってゆかれたみたいにへたります。

女が生き残った場合はなんとかさまになっているのはどうしてだろう、折にふれて考えさせられてきましたが、「悲しめる友よ」を読んでから、いい形をあたえられたようで、ひどくはっきりしてきました。

男性は何歳になっても、わんぱく小僧時代と変わらないで、やりたい放題、ちらかしっぱなし、どうともなれ式に息絶えます。そのぶざまさを人びとの目から隠し、きれいなジ・エンドとして形を整えてあげ、水がいっぱいでもちきれない壺《つぼ》を抱えていくような悲しみに耐えるのが女の本当の仕事なのだと言っています。

（『詩のこころを読む』）

たしかに女たちは、このみとりの場面にいました。なぜなのかわかりません。

ヘルマン・ヘッセというドイツの作家も、その作品『知と愛』のなかで、そのことに触れています。

ナルチスとゴルトムントという二人の主人公。ナルチスは大学者です。彼はやがて大修道院長になります。一方、ゴルトムントは、芸術家で、一生愛を追い求めて放浪します。しかも、女性の愛を求めてです。このゴルトムントはやがて、放浪の果て、ナルチスの修道院の一室で息を引き取ります。この最後のとき、看病してくれるナルチスに向かって、ゴルトムントはこういうのです。「母なくして愛することはできない。母なくして死ぬことはできない。君はいったいどうやって死ぬつもりか」。学問の世界に生きる友、ナルチスに彼はこういって、息絶えます。ナルチスの心には、このゴルトムントの最後の言葉が火のように燃えたと、その小説は締めくくられています。

Ohne Mutter kann man nicht lieben,

英語で言えばこんなふうになるでしょう。

Without mother we can not love,
(母なくして私たちは愛することができない)、

愛というものを私たちが学ぶとしたら、それは母が私や他の人を愛する姿から。そして、

Ohne Mutter kann man nicht sterben.
(Without mother, we can not die.)
(母なくして私たちは死ぬことができない)。

死ぬとき、なぜひとは母の名を呼びながら死ぬのでしょうか。なぜでしょう。とても大きな問題です。ターミナル・ケアに女性または母性といったものが、

なにか深い意味をもつのでしょうか。これは、いま、私が一生懸命に考えているところです。

さて、中世の人びとの、これこそ意味があるという「七つの愛の業」は、そのどれがとくに大切というものではありません。むしろ、ひとの生命に近くあろうとする、激しいほどの思いが自分たちにはあるだろうか。そうした問いといいましめのようなものが、そこに表現されていたように思います。共に居つづけようとする、そこに意味があったのです。

援助する者のおごり

ここでひとつ、私たちが忘れてはならないことがあります。とくに医療や福祉に携わる人びとにとって致命的といえる問題です。それは、援助の場面に居あわせる人びとのあいだに、往々にして、おごりが見られることです。ひとのそばに居つづけることの大切さは承知しても、それにつきまとう陰については、私たちは案外目をつむっています。そしてこれはどこの国でも、どの時代でも同じなのでしょう。こんな説話があります。

新潟に良寛という人がいました。その良寛が、秋になるとしばしば思い出しては涙したというお話です。良寛の原文のまま読んでみます。

月の兎

いそのかみ　ふりにしみ代に　ありといふ　猿《まし》と兎《をさぎ》と　狐《きつに》とが　友を結びて　あしたには　野山《ぬやま》にあそび　ゆふべには　林に帰り　かくしつつ　年のへぬれば　ひさかたの　天《あめ》の帝《みかど》の　ききまして　それがまことを　知らむとて　翁となりて　そがもとに　よろぼひゆきて　申すらく　いましたぐひを　異《こと》にして　同じ心に　遊ぶてふ　まこと聞きしが　ごとならば翁が飢ゑを　救へと　杖を投げて　いこひしに

おわかりでしょう。猿と兎と狐が友だちになって野山に遊んでいた。何年も何年もそうであった。はたしてそれがほんとうかと、天の神さまが老人の姿に身をやつして、そこへやってきた。そして、「もし、おまえたち種類を異にしているものたちが同じ心でいるのなら、自分の飢えを救ってほしい」。そうしたら、

やすきこととて　ややありて　猿《まし》はうしろの　林より　木の実ひろひて
来りたり　狐《きつに》は前の　川原より　魚《いを》をくはへて　与へたり　兎《をさぎ》は　あたり
に　飛びとべど　何ものせで　ありければ　兎はこころ　異なりと　の
のしりければ　はかなしや　兎計《はか》りて　申すらく　猿《まし》は柴を　刈りて来よ
狐《きつに》はこれを　焚きてたべ　いふが如くに　なしければ　焔《ほのほ》の中に　身を投
げて　知らぬ翁に　与へけり　翁はこれを　見るよりも　心もしぬに　ひ
さかたの　天《あめ》を仰ぎて　うち泣きて　土にたふりて　ややありて　胸うち
たたき　申すらく　いましみたりの　友だちは　いづれ劣ると　なけれど

も　兎はことに　やさしとて　骸《から》を　かかへて　ひさかたの　月の宮にぞ
はふりける　今の世までも　語りつぎ　月の兎《をさぎ》と　いふことは　これがも
とにて　ありけりと　聞くわれさへも　白たへの　衣の袖は　とほりて濡
れぬ

兎は一生懸命に探したけれども、なにも与えるものがなかった。そうしたら、みんなが、おまえはいうことと行なうことが違うじゃないかと、ののしるのです。みなさんの中にだってあるのじゃないですか。気持ちはほんとうになにかしたいと思って一生懸命なのに、どうしてよいかわからないという人が。看護師になりたての人などはとくにそうだろうと思います。それをなじる人がいるのです。

そうしたら兎はいいました。猿は柴を刈ってきてほしい。狐にはこれに火をつけてほしい。その燃え盛る火の中に兎は自分の身を投じ、それを翁に与えたのでした。それを見た翁は、悲しみのあまりその亡きがらをかかえて月の宮に葬ったといいます。

良寛は、この話を聞くたび、また思い出すたびに、涙して衣の袖が濡れたのでした。彼にとって、月の兎は月のクレーターじゃなかった。ほんとうにそのように生きた者がいた。自分もそのように生きなければと思ったことでしょう。良寛は村の子どもたちと遊び、村の人たちと交わりながら、実際の彼の心はそうだったようです。

あたら身を翁がにへとなしけりな今のうつつにきくがともしさ

こんな話は、ほんとうに最近は聞くことが少なくなった。

秋の夜の月の光を見るごとに心もしぬにいにしへおもほゆ

月を見て、これぐらい純真に自分の生きかたが反省できたらよいと思いませんか。私たちはちょっとよいことをしたと思うとすぐに、人のことを低くみたり、悪しざまにいったりします。これではだめです。私たちの心におごりがあるようでは。

さて、私たちの一生、なにをして過ごすかといって、あの七つの愛の業のようなものを、小さな炎としてでもよいから、心の中に燃やしつづけることができたら、どんなにかすばらしいことでしょう。

これまでホスピタル誕生の背景のようなものをお話ししてきましたが、ここでホスピタルのことで、みなさんの念頭に置いていただきたいことがあります。それはホスピタルには、いわゆるドクターと呼ばれる医者はいなかったということです。修道僧や修道尼、騎士、それに一般の人たちによって、ホスピタルは運営されました。彼らは精一杯のケアをするけれども、場合によっては、自分たちでは判断がつかないものがある。そんな場合は、街に住んでいるお医者さんを呼んで診てもらい、診断を仰ぐことになります。

ですから、医者が雇われてホスピタルに行くような形態です。いまは医者が看護師を雇うという感じですが、そうではなくて、ケアをする者が中心になってホスピタルは運営された。これがホスピタルです。ですから、ケアは決して身体だけのことではなくて、その人の生活、いのち全体に対する配慮を意味していました。そのことは、みなさんによく覚えておいていただきたいと思います。

第3章◈いのちの流れを個別に深く見る目

《看ること》

「成熟するとき」を知り、「待つ」という基本姿勢は、
私たちが絶対に欠いてはならないものです。

見えるではなく、看る

ヴァージニア・ヘンダーソンは『看護の基本となるもの』の中で看護師の独自の機能を述べて、「〃生命の流れ〃にのっている患者を援助するには、看護婦こそ最もふさわしい立場にある」といっています。「生命の流れ」(the stream of life) とは、とてもきれいなよい言葉ですね。一人ひとりがこの生命の流れにのっている、そして援助しようとする者もまた、自分の生命の流れにのっている。こうした者どうしが、生命の流れにのりながら寄り添っている。ただ単に寄り添うだけでなく、相手に目を注いでいる。こんな場面を、ヘンダーソンはイメージしているのだろうと思います。

そこで、まずこの見る者と見られる者との関係を考えてみたいのです。私たちは、ただ、見さえすれば、必要なものは見えてくるように思っています。ちょうど、そこにものがあって、私たちがそれに目を向ければ、それが見えてくるといったふうです。でも、これは人間相手だとそう簡単に通用することではない。そうではありませんか。ですから、ひととひととの関係の中で、ある人を知ろうとするなら、私たちはどうしてもこの「みる」ということを吟味しておかなければならない。

　良寛が自分でも好み、また大勢の人びとに書きおくっている言葉があります。

「君看双眼色、不語似無憂」

（君よ看よ双眼の色、語らざれば憂い無きに似たり）

というものです。ここでは、「みる」の字に看護の看という字が使われています。これは、目の上に手をかざしてじっと見ること。その人がなにもいわなければ、なんの憂いもないように見えるけれども、その人の二つの目をじっと見てごらんなさい。そこには、その人の人生の悲哀がはっきり見えているではないか。そんな意味です。ひとを「看る」とは、そういうことなのでしょう。これは良寛のモットーだったようです。

　このことで忘れられない思い出があります。いつか東京白十字病院の院長をしておられた野村実先生をお招きして、講演会を開いたことがあります。お話がすんで、質問というときになって、会場にいた若い医師がこんな質問をしました。
「もう手の施しようもない予後不良の患者に、先生ならどうなさいますか」
　野村先生はしばらく考えておられました。
「そうですね……。手を握って……目を見つめてあげる。それしかありません
ね……」
「そうですね……」としばらく考えておられた姿がとても印象的で、私はいま
でもはっきり覚えています。
　手を握って目を見つめる。この意味がおわかりでしょうか。単に手を握って、
目を見ればいいというのではない。あの臨床経験の長い先生が、こんなふうに
患者を看ることを要約しておられる。看るとは、相手の人生、相手のいのちそ
のものに目を注ぐことです。しかも、心からの尊敬をもって。
　ですから、ここでは見る者と見られる者との関係がどうなっているのかが問
題になってきます。単にものを見るような対しかたでは、ひとは見えてこない。

見る者と見られる者との関係

マルチン・ブーバーという哲学者は『我と汝』という本で、そうしたひととひととの関係のあるべき姿について述べています。私たちの人間関係の中で、相手を見ようとするときは、「わたしとそれ」の関係ではだめだ。「I」と「it」の関係では相手は見えてこない。「I」と「you」つまり「わたしとあなた」の関係に立つこと、相互主体的でなければならないというのです。

「わたし」が相手をもののように見ている限り、相手のほんとうの姿は見えてこない。相手を「ひと」として、相手を「わたし」と同じように生きる人、生きようとしている人と認めるときに、相手の姿は見えてくる。これが人間というものの最も大きな特徴だ。ところが、私たちはすぐにこれを「わたしとそれ」という関係にしてしまう。そのような傾向にたえず押し流されている。

結婚の関係でもそうです。恋人どうしでつきあっているときは、それでもまだ「わたしとあなた」でいられる。これが結婚してしまうと、「おまえ」に変わり、しまいには「それ」という感じになってしまって、自分の命令をやりとげてくれる召使いかなにかのようになってしまい、相手を利用するわけです。自分のために相手を利用するだけの関係になってしまう。

いま私はひとを使うとか、利用するといいましたけれども、ひとを見る関係にもたえずそれがしのびいってくる。相手を「ひと」として見る度合いが少なくなる。相手がほんとうに見えるためには、その意味では「わたし」が変わらなければならないかもしれない。視点を変えなければならないのかもしれない。「わたし」が退くことによって、相手はもっと前に出てくる。「わたし」が不動ではいけないのです。

人間関係という言葉は、とてもよい言葉だと思います。「間」がそこに含まれているからです。たしかに「わたし」が一歩さがれば、相手は一歩前に出られる。私たちはよく、自分が変わらないで相手だけを変えようとしているのかもしれない。「あの患者さん、とっても頑固でだめなんだ」という。そんなとき、私には「わたし」の不動の立場があって、相手だけを変えようとしているのかもしれない。それは臨床的な関係ではないのですね。「わたしとあなた」という関係は、そういうように相互主体的、お互いに主体性、別な言葉でいえば、お互いに変わりうる可能性をもって向かいあっているということです。それによって初めて、相手が見えてくる。いや、「相手」などではなく、「あなた」と呼びかけうる人となって、それでだんだんわかってくる。

このことは、そう簡単にわかることではない。ですから、みなさんはじっくりお考えになって、「わたしはひとに対して、いつもどんな関係にたとうとしているか」と自分をすこし見つめてごらんになるとよいと思います。その「わたし」の傾向をせめて知っておくとよい。

ヘンダーソンはこのことをこんなふうにいいます。

看護師が自分を知ること（自分自身の情動上の問題を認識し、解決する能力をもち、また自分の長所と短所に通じていること）は、看護師に要求される機能を遂行する彼女の能力に影響を及ぼす。……自らを知ることは他者を知ることの土台であり、自尊の念は他者を敬うことの基本であることは、過去においてそうであったように、今も真実であり、おそらくは未来においてもそうであろう。

（『看護の基本となるもの』）

患者中心の看護ということがしきりにいわれます。この言葉の背景には、患者中心でない看護があったし、また現にあるということなのでしょう。どうでしょうか。それなら一方、これほど患者中心がいわれるのなら、この看護師である「わたし」はどうなるの、「わたし」の生きる余地がないじゃないの、といった率直な声があってもいいように思います。

患者中心の看護、患者のニーズを知り、それに応えていく看護というときに、この「わたし」はいったいどうなるのか。この「わたしの人生」はどうなるのか。問題ですね。だから、病院にいるときは患者中心、けれども家に帰ったら、こんどは「わたし」中心にさせてもらいましょうということなのか。どうでしょう。

それを解く鍵も、いまお話ししてきた人間関係の相互主体ということにあるのですね。「わたし」も変わり、「あなた」も変わり、そうしてお互いに成長してゆく。「わたし」は「あなた」のために時間と労力を捧げて生きる。「あなた」はそれを受けとめながら、生きる喜びを、共にある喜びを味わう。場合によっては、それを感謝の言葉や表情で示す。「わたし」はそれを知り、また感じて、自分中心の考えや生きかたを砕かれ、ほんとうの生きがいとはなにかを教えられていく。

そういう点では、決して一方が与え、一方が受けとるというかたちではありません。お互いに分けあっているというのが事実です。そんな人間関係のとても深いところを、この相互主体ということは内に含んでいるようです。

ところが、ここに、いわゆる援助の関係、親子の関係そして職場の上下関係、こうした力や年齢、地位のような要素がはいってくると、この相互主体も相当あやしくなります。警戒しなければならないことです。自分の期待に沿って相手が動き、生きてくれることを願うあまりといえばそれまでですが、結局は相手を自分の意のままに動かそうとする「それ」の関係がいとも簡単にはいってくる。

たとえば、看護計画を立てても、患者さんがそれに沿って動いてくれないと、あたかも相手が悪いかのように思ってしまう。私の計画が適切でないなどとつゆ思わない。私がこれくらい一生懸命計画を立てたのだから、この計画、この流れにのらない相手が悪いと、悪いのはみな相手のせいになってしまう。

私ごとを申しあげて恐縮ですが、いま看護師をしている私の娘がこんな手紙をくれたことがあります。学生時代のことです。卒論のため読んだ本にすばらしい詩があったというのです。アメリカの心理学者、パールズという人の詩です。こうです。

わたしはわたしの道をゆき、
あなたはあなたの道をゆく。
わたしはあなたの期待に応えるために　生きているのではなく、
あなたもわたしの期待に応えるために　生きているのではない。

わたしはわたし、
あなたはあなた。
でも、もし、意志と恵みの力によって、
わたしがあなたに出会うなら、
それはとてもすばらしいこと。
そして出会わなければ、
明日を待ちましょう。

娘はこれに、こうつけ加えていました。

「とてもあたりまえのことなのに、とても新鮮でした。すべての人間関係がこうあるべきですね。それではこの次に会うときまでお元気で、さようなら」と。

私は、これを娘の独立宣言だと思って受けとりました。自分が看護の仕事につくのは、父親がこのように看護のことをいろいろ思っているからではない。私はわたしでこの道を選んだ。ただ、その道が同じところに通じているかどうか、それはわからない。でも、親子だから、どこかでまたほんとうに、心から語りあいたい。ほんとうの出会いをしたい。それには会いたいという意志だけではだめ。恵みの力、不思議なチャンスというものが要る。しかし、私はそのために無理はしない。私はわたしの道を歩みながら、その時が来るのを待ちましょう。出会わなければ、明日を待つだけのことだというのです。

どうでしょう。私たちは子どもを育てても、なかなか「わたしはわたしの道をゆき、あなたはあなたの道をゆく」ということにならない。このあたりまえのことが、私たちにはなかなかわからないのです。とくに愛情の関係に立てば立つほどそうです。夫婦の関係でもそうです。愛はその人を生かすはずなのに。

相互主体というのは、このように私たちにとっては、とてもつらいことです。なまやさしいことではありません。でも、それを私たちは引き受け、生きていく以外ないのですね。お互いに、この人生、生きていてよかったといえるためには、それ以外ないのです。そうした一人ひとりの決断のようなもの、それに伴う寂しさのようなもの、それを私たちが引き受け生きていく。しかも、その愛する人がほんとうに自分なりの人生を生きていけるようにと。そしてこれが、私たちが最後の場面で、羊になるか山羊になるかの分かれ目なのかもしれません。

いままで私は、看護者のひとを見る目がいかに大切かをお話ししました。いのちの流れを個別に深く見るとは、相手をどう見るかの問題であるよりは、見ているこの「わたし」がどんな態度で、また相手とどんな関係に立とうとしているかのほうがむしろ問題なのだということでした。

神秘な存在としてのあなた

ここまできますと、私たちがある人について知るという意味も内容もかなり違ったものになります。親しい肉親や友人そして援助の関係となると、私たちは相手のことをこと細かに知らなければならない、いや知る権利がある。そんなふうに思ってしまいます。これくらいあなたを愛しているのだから、あなたの助けになろうとしているのだから、あなたのことはすべて聞かせてほしい。

そんな要求をしてしまいます。でも、そんな要求がはたして私たちに許されるでしょうか。これはとても大きな問題です。最近はこうした、援助をうたう人たちがひきおこすプライバシー侵害の問題があちこちでもちあがっています。

ある老人ホームでは、一人ひとりの小遣いまでが調べられ、それがケアに必要なことだといわれているそうです。そんなふうに援助と引き換えに弱い人は次々に自分の隠しておきたいものまでも剥ぎ取られていく。探り、分析していけば、きっともっと本質的なものに行きつくだろうという考えです。これが、一歩転じると、とんでもないことになってしまいます。恐ろしいことです。

アフリカの医療に携わったアルバート・シュヴァイツァーの名前は、みなさんもよくご存じだろうと思います。彼はひととひととのあいだには、冒しがたい神秘が存在するといいます。彼の人間観の基礎です。

彼によれば、私たちは何年一緒に居ても、その人をほんとうに知っているなどとはいえない。ちょうど私たちは、顔かたちを見分けることができない薄暗がりの中を歩いているようなものだといいます。ただ、時々その人と一緒にする体験や、二人のあいだに交わされる言葉によって、一瞬、その人の姿が見えるだけ。そのあと私たちはまた、暗がりを並んで歩いていく。もう彼の顔かたちを思い浮かべようとしても無理です。

シュヴァイツァーはいいます。

……こういうふうにわたしたちはたがいに神秘であります。この事実はすなおに認めなければなりません。たがいに知りあうということは、たがいにすべてを知っているということではなく、たがいに愛と信頼とをもって、たがいに信じあうということでなければなりません。ひとは他人の本質のなかに押しいっていこうとしてはなりません。他人を分析することは下品なしわざであります。

ひとには肉体的な恥ずかしさばかりでなく、精神的な恥ずかしさがある。それを尊重しなければならないのだといいます。それでは、私たちは他人に対してどう向かいあうのか。与えることだといいます。

……ここでは与えることだけが必要なのであります。与えることはひとの目を覚ますのであります。君の精神的本質からできるだけ多くを、君と歩みをともにしているひとびとに分け与えなさい、そしてかれらから君にかえってくるものを高価なたまものとして受けとりなさい。

（『わが幼少年時代』）

聞き出し、探り出すのではなく、まず真実に相手に向かい、彼の差し出してくれるものを「高価なたまもの」として受けとれというのです。どうでしょう。こんな態度が私たちにあるでしょうか。

いまは心理学や精神分析に興味をもつ人が多くなり、人の心のうちを探るのがあたりまえで、しかもとても面白いことのように思われてきています。でも自分がその対象にされたときのことを考えてみれば、みなさんにもこの恐ろしさがよくおわかりだろうと思います。

子どもたちの好きななぞなぞに、こんなものがあります。フィンランドのなぞなぞです。「一人ではもてなくて、三人でもつとぶっそうで、二人でもつのが一番よいもの」。

わかりますか。こたえは「ひみつ」です。私たちの胸にたまったさまざまな思いは、一人おさめておくことができない。かといって大勢にはいえない。あなただから打ち明けますと、ある人にだけいう。ですから問題はまず、みなさんがそれぞれ、患者さんと「あの人なら」といわれるほどの真実な関係になっているかどうか。

シュヴァイツァーは続けていいます。

「わたくしたちがたがいに深く知れば知るほど、ますますたがいに神秘的になるのがふつうです。ただ他人の精神的本質を尊敬するものだけが、実際に他人に影響をあたえることができるのであります」

知ることにだけ急で、相手に対する尊敬などどこかへやってしまっているのが、私たちの現実です。神秘な存在としての他者、そしてその人に対する尊敬の念。私たちは、このことはぜひ忘れないでいましょう。

見る目の特徴、とくに女性であること

見る者と見られる者との関係についてお話ししてきましたが、ここで見る者の目、とくにそれが女性の目だということに、どんな特色があるのか考えてみたいと思います。

看護の歴史は、たしかに女性だけのものではありませんでした。中世の人びとにとっては、男であろうと女であろうと、援助といわれる仕事に携わることは、その人の救いにかかわるほどの大きな意味をもっていました。しかし、それはたしかに建前としてはそうであっても、実際に人びとのケアに具体的に携わるとなると、女性たちのほうが優れていたし、持続的なよい働きをしたようです。

一二世紀ごろから大学ができはじめ、医学が大学で学ばれる学問になるまで

は、人びとの健康の担い手、病気の治療者は、女性たちのほうがより実際的なよい働きをしていたといいます。また当然なことながら、人びとの最も身近な、医療に通じている人はといえば、女性たちでした。もちろん、それは大学で学ぶような医学や医療とは違いました。多分に迷信めいた伝統的な医療、民間療法のようなものであったことはたしかです。ところが、これが大学で学んだ人、これをドクターといいますが、この人たちの手に医療が握られるようになると、医療の分野から女性たちはだんだん退けられるようになります。しかも、女性は大学に入学を許可されなかったのですから、当然、医者は男性で占められることになります。

ですから、医学は男性、看護は女性というかたちは、決して大古の昔から人間に備わった役割ではないわけです。むしろ、これはかなりのちの時代の産物だといってよいと思います。では、女性のものの見かたと男性のものの見かたに変わりはないのか。みなさんの中にそんな疑問も出てこようかと思います。とくに、いのちを見る目の違いについてです。みなさんはこれをどうお考えになりますか。

ナイチンゲールの『看護覚え書』を読むと面白いことに気づかされます。彼女は換気と暖房、住居の健康、小管理といった項目にしたがって何章かにわたって看護のポイントを指摘し、その本を締めくくったあと、のちの版では、これに補章というのをつけ加えました。そこでは、彼女は第一に「看護師とは何か」をとりあげます。こうです。

「この本は、看護という仕事が持つ詩的《してき》な趣《おもむ》きをすべてとり去ってしまい、およそ人間の仕事のうちでも最も無味乾燥《むみかんそう》でつまらないものにしてしまった、と人びとはいうであろう」

換気や食事やそういったこまごました事柄のことでしょう。でも、

……わが愛する姉妹よ、教育の仕事はおそらく例外であろうが、この世の中に看護ほど無味乾燥どころかその正反対のもの、すなわち、自分自身は決して感じたことのない他人の感情のただ中へ自己を投入する能力を、こ

れほど必要とする仕事はほかに存在しないのである。

自分では感じたことのない相手の気持ちのただ中に自分自身を投入する。相手を内側から感じとるということでしょうね。

ここで「詩的な趣き」と訳されている言葉は、もとは「ポエトリー（poetry）」、「詩」という言葉です。ナイチンゲールはご存じのように大変な学者ですから、彼女はこれをかなり深い意味をこめて使っているのだろうと思います。

この「ポエトリー」は、もともとギリシャ語の「ポイエオー」、「つくりだす」という意味の言葉からきています。「わたし」が相手の気持ちを感じとるというよりも、自分では全然感じたこともない、その相手の気持ちの中に「スローイング・ユア・セルフ」、自分を投入する。それが相手を内側からつくり変えていく。私はここをそう理解しています。深い共感が、相手を内側から変えていく。カウンセリングなどはまさにそれですね。

なにか悪い人だといわれている人に、「あなただめじゃないの」というだけではどうにもなりません。その人にはその人なりの理由や説明があり、その人なりの気持ちがあり、その人なりの世界観で、そのことが行なわれている。それを私たちが深い意味で共感し、ああ、そうだったのかと認めるときに、彼はむしろ自分の姿を発見し、自分に距離を置いて見れるようになる。そして、ああ、そうでない生きかたもあるのかと、新しい力で別な生きかたを始めるようになる。これは大いにありうることです。

そうすると、ナイチンゲールのいう「スローイング・ユア・セルフ」の意味はとても深い。そして、さらにこれを彼女が「ポエトリー」と呼んでいるのは大変なことだろうと思います。彼女は、看護と教育というのはこうだというのです。

ナイチンゲールはこの言葉のすぐあとにこういっています。

「そして、もしあなたがこの能力を全然もっていないのであれば、あなたは看護から身を退《ひ》いたほうがよいであろう」

きびしい言葉ですね。

でも、そのあとに、彼女はいいます。

「間違いも犯《おか》すこともあろうが、《そうしている間に》彼女は良い看護師に育っていくのである」

そうです。いっぺん感じとったから、それでよいというのではなく、相互主体であるからにはたえず揺れ動きながら、自分の誤りに気づき、ときには涙しながら成長していく。

前にお話ししましたように、ナイチンゲールは看護を女性の天職と呼びました。その彼女が「看護師とは何か」の冒頭に、感じとり、相手の感情のただ中に自分自身を投入する能力のことをいっている。これはかなり意味あってのことではないかと思います。ここに、ひょっとしたら彼女は女性の特色、伸ばさなければならない資質といったものを見いだしていたのではないかと思います。

いままでは、理性、しかも分析と統合の力だけが大切なことのようにいわれてきました。これが最近は、いかに直観の力が重んじられなければならないかといわれるようになりました。ことに人間が生きる場に即した知、臨床の知としての直観の重要性が指摘されるようになってきています。いのちをいのちあるものとして認め、それに積極的にかかわるということは、感情を含め、その人の全体を一挙に把握する直観の力に負うところが多いのだと思います。

このあたりのところ、精神病理学者の島崎敏樹という方がとても面白いことをいっておられます。『生きるとは何か』という本です。

男が「もの」へむかい、女は「ひと」を気にするものだということは、どうやら生まれついた出来らしく、日常の暮しのなかでもいくらでも見かけられる。家具がこわれているのに気づくと、男たちはまず、どうしたら直せるかと考えるものだし、女のひとは、とたんに「だれ、こわしたの」と大声をあげる。

機械ずきの女のひとがあまりいなくて、もう一方、男たちはこどものころから機械とみるとすぐ手がでて、これをこわしにかかるのも、そのいわれはまったくここにある。機械を手にとると分解にかかるのは、これこそまさに「認識」そのもので、認識とは一つにまとまっているものを、バラして部分へ解体し、部分と部分のつながりを発見し、その上で今度は部分を組みあげて一つのまとまりへ再構成する手つづきのことだから、その一番初歩は、とにかく「バラス」ことのたのしみにある。

島崎先生はこの傾向を医者の診察場面をとって説明しておられます。「目」ひとつでさえ、診察の場面ではこまごま分解されてしまうといいます。ところが、女の人は私たちがかわしている心と心の微妙なやりとりを感じとることにたけている。そして、「あやとかげりを一挙に感じとって、相手の心のなかへとびこんでいくのは女性の特権」だといわれます。こうであればこそ、

男性的な精神は「ひと」を「もの」へ分解してしまうし、逆に女性的な心情のほうは「もの」にさえも心を吹きこんで「ひと」へと生かすのであ

る。ものに心を吹きこむ——これが欠けていたら、およそ芸術を生んだりたのしんだりはできないのだから、芸術は一般に女性的だとだれからも感じとられているのは自然なことと見える。

といいます。

たしかに、とても示唆に富んだ指摘だと思います。問題は、これにみがきがかかっているかどうかです。女性のもっているこうした天性の資質、これをどう生かしていくか。ナイチンゲールはこれを「観察」（オブザベーション）の必要とその吟味ということで述べています。感じとり(feel)、観察し(observe)、そしてその意味を考えること。そのためにはその人にコーリング（calling）使命感がなければならない、と。ですから、ただ単にじろじろ見ることと観察は明らかに違うのです。このあたりのことはとても大切です。ナイチンゲールの『看護覚え書』を手がかりにして、みなさんもご自分でお考えになってみてください。

女性の目と男性の目、この違いは現在の医療の場では、医者と看護師の目の違いというように見てよいかと思います。これに関して雑誌『看護』(一九八五年六月号)に面白い記事が載っていました。

あるアメリカの看護師。彼女はとても頭がよかったのでしょう。大勢の人にあなたはなぜ医者にならなかったのと聞かれる。それに対して、彼女の答えは簡単です。「自分はヘルスケアの仕事に就きたかったたし、女だから」というだけのこと。その説明が見事です。男は状況から一歩退いて、白か黒かを判断する。女は、全体というものは相互に作用しあう部分からなっているものと考え、自分もその一部となろうとする。白黒の世界ではなく、灰色の世界を見て状況に応じた判断をしていく。医者が距離を置いて操作するのに対して、看護師は接点をもって関与しようとする。医者の決定がドラマティック、劇的なら、看護師の決定はダイナミックで、力がある。要は、自分が一歩退いた(step back)立場から状況をコントロールする医者になりたいと思ったか、一歩近づいて(step closer)そのプロセスの一部となって働くヘルスケアの仕事に就きたいと思ったかどうか。それだけのことなんだと、彼女はいいます。

若い看護師のようですが、実に見事に、男性的な目と女性的な目の違いを見分けていると思います。この世界、男と女しかいませんが、それぞれ独自の機能や役割があって、人間らしい世界が構成されているのではないでしょうか。医療の場で、とくに人間性喪失がいわれている医療の場で、この女性的な目がなにかとても大切な役割を果たすのではないかと、私は大いに期待しています。

全体としての人間

さて、そこで、私たちはいったい人間をどのような存在として見ればよいのでしょうか。動物のいくらか知能が増した程度のものなのか、それとも万物の霊長として非常に高い精神性を備えたものなのか。そのあたりのことを先に触れましたシュタイナーという人の考えにしたがって、すこし紹介しておきたいと思います。ここにヨーロッパの伝統的な見かたがあるように思いますし、本質的には東洋の私たちにも通じていると思いますので。

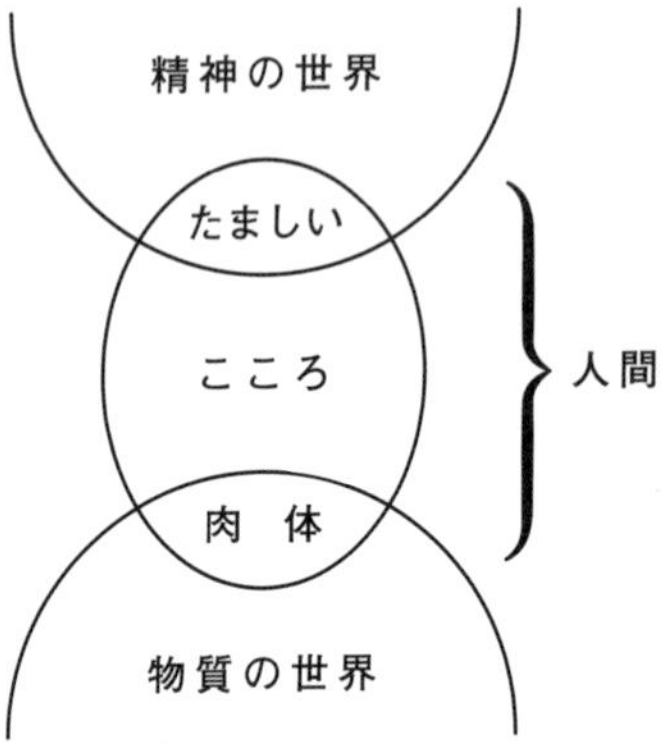

図２　人間の三領域

図2で、ちょっと説明しておきます。

この図の上の部分は、精神の世界を表わし、下は物質の世界です。この両方の世界にまたがって生きているのが人間です。そして物質の世界に属している部分、これが肉体。精神の世界に属している部分がたましい。この肉体とたましいの中間のところが、こころと呼ぶ領域です。人間というのは、この三つの領域からなっている。その全体のまとまりが人間です。

図をごらんになるとわかるとおり、私たちがいま病気というとほとんどこの肉体の部分にだけ限っております。

医療も医学の研究もほとんどこの部分にだけ集中する。こころを問題にするのは精神科のお医者さんぐらいなもので、一般にはこころは問題ではない。

看護の人たちは、しかし、肉体だけではなく、こころもケアの対象と考えていますから、いきおいいろんな問題が出てくるし、その研究もずっとむずかしいものとなる。看護でこころのこともたえず問題にされるのは、こうした領域も当然含まれたものとして人間が扱われているからです。これがホスピスとか死に臨んだ人の問題となれば、さらにたましいの問題まで出てくるのは当然なことだろうと思います。

人間のこの三つの層、または領域この全体に対する配慮が本来ケアということでしょう。これが病院へ行くと、からだしか診ない、こころはまず問題にされない。まして、たましいが問題にされることはありません。でも、これからはこころだけでなく、たましいの領域のことまでがきっと問題にされていくのだろうと思います。

健康のことを英語でヘルスといいます。このヘルスは、「ヒール（heal)」「いやす」という言葉からきています。これに「-th」をつけたのが「health」です。それなら、ヒールはどこからきているかといいますと、これは「ホール(whole)」、全体という言葉からきています。つまり、欠けているものを、全体にもどしてやることをもって、ヒール（いやす）と呼んだのです。ですから、ヒールのことを英英辞典で見ますと、メイク・ホール・アゲイン（make whole again）、ふたたび全体にもどしてやることと説明されています。そのヒールの名詞形が、ヘルス、健康です。だから肉体だけの健康ではないのです。もともとヘルスには、人間のこころやたましいといったすべてのものが含まれている。

ヴァージニア・ヘンダーソンの『看護の基本となるもの』にもこの言葉が出てきます。彼女はこんなふうに書いています。

体力や意思力あるいは知識が不足しているために、〝完全な〟〝無傷の〟あるいは〝自立した〟人間として欠けるところのある患者に対してその足りない部分の担い手になる、という看護師の概念は狭いではないかとみる向きもあるかもしれない。しかし、考えてみればみるほど、このように定義された看護師の機能は複雑なものであることがわかってくる。人の心と身体とが〝完全である〟あるいは〝無傷である〟ことがいかにまれであるかを考えてほしい。

ここで、ヘンダーソンは完全な（コンプリート）、全体的な（ホール）、独立した（インディペンデント）という三つの言葉を上手に使い分けています。ということは、いま私がいったようなことを背後に踏まえているからだろうと思います。看護は、身体、こころ、たましいに配慮しながら、結局は、その人がその人なりの全体性と独立性を獲得していけるように援助することだというのでしょう。

治療を意味する「セラピー」という言葉も、もとは病む人の全体性の回復を意味していました。神に仕えることがテラペイアです。神に仕え、救いを得る。いやしは救いに通じます。これが、やがて病む人に仕え、その人の幸いを願うことの意味に転じていきます。ですから、セラピーには手当てをするだけでなく、その人の世話をすること、さらにその人の同伴者となるという意味がこめられています。決して診断してちょっと手当てをしたり、投薬すればすむといったことではないわけです。ドイツ語のいやしを意味する言葉、ハイレン(heilen)も、さきほどの英語のヒールも、もとはといえば、こうして、もうその人には欠けるところがないという「救い」を意味していました。一人の人が幸せになる、そのための同伴者となることがセラピーであるとすると、私たちの医療に対する考えかたや姿勢も、大いに変わらざるをえなくなるのではないでしょうか。

個を生きようとする人間、男、女、そして人生の四季

いのちの流れを個別に深く見る、ということでお話をしてきました。次に、その、「個別に見る」とはどういうことかをご一緒に考えてみたいと思います。

ごく単純なことですが、私たちはまず、男か女のどちらかを生きることになります。決して「人間」なるものが生きているわけではありません。社会的に性についての役割が期待されているところでは、自分の性を引き受けて生きることは決して容易ではないのです。しかし、それでも、私たちはそれぞれ自分に与えられた性を引き受け生きていくしかない。そのための苦労もあるわけです。こうした一人ひとりとしてひとを見ることです。

男、女に続いて、人生には四季があるということ。春があれば夏があり、また当然、秋や冬があります。若さだけに価値があり、それが美しいと強調されるあまり、ひとはもう老いの価値や美しさを知らなくなってきているといわれます。その意味で、いまは若者文化隆盛の時代です。これほど老齢化が進んでいるというのに。

いつか看護師さんたちや看護学生たちと一緒に、神谷美恵子先生の『こころの旅』という本を読んだことがあります。ひとの心がたどる一生の旅路、その光景やその時々の課題、そうしたものを私たちは学びながら、これをその時期、その時期にまとめて表にしてみました。青年期、壮年期などと表にまとめて、それを人生の初めから終わりまで、ずっと壁に貼って並べてみたのです。

ある看護師さんはその表の前に立って、「ああ、私の患者さんは、いま春の盛りだというのに、いきなり冬を見せられている」ともらしていました。私たちが人生のその時期、その時期の心の風景を知ることも大切ですし、それを味わえない人の寂しさ、苦悩を推察できることも、とても大切なことだろうと思います。

生まれれば必ず死ぬ、しかしその間に、実に多彩な人生の四季の色とりどりの光景がある。これに共感でき、またその一時の同伴者となれる。考えようによっては、これ以上の喜びはないのかもしれません。男を生き、女を生き、また人生の四季を生きる。私たちはひとを見るとき、この観点をけっして失ってはならないと思います。

しかし、ここで矛盾するようですが、もうひとつ忘れてはならないことがあります。それは、私たちが自分の与えられた性や人生の段階を生きなければならないとしても、できるだけ自分は自分なりの独自の人生を生きてみたい。そんな思いをたえずもっていることです。

『星の王子さま』を書いたサン＝テグジュペリは、ですから、「自由とは統計に反して行動しうる力である」といっています。何歳の女性はこうだといっても、せめて自分だけはそうでありたくない。その、せめてもの自分らしさを私たちはなんとか主張して生きたいと願っています。私たちが精一杯自分らしく生きようとしているように、私たちの接する一人ひとりもなんとか統計に反して生きようとしている。自分らしい主体性、独自性を発揮したいのです。

病院では、これがなかなか認められない。患者さんとか、なになにという病気の人というかたちで、いつも括弧づきの人が思い浮かべられている。しまいにはこれが番号で呼ばれてしまったりする。ですから、名前が個別に呼ばれるということは、考えてみると、とても意味のあることなのですね。

いのちを女性が看ることの意味

一人ひとりのいのちを個別に深く見る、しかもこれを女性が見る。その意味はいったいなんだろうと私はときどき考えています。そして、どうもこんなことがいえるのではないかと思っています。ちょっとご紹介しておきます。みなさんにご判断いただきたいのです。

ひとつは、空間のとらえかたです。女の人は、男の人にくらべ、どうも全体をゆるいまとまりのように考え、置かれている一つひとつをいわば「配置されたもの」という感じで見ている。男のようにそれをいちいち直線的につながりあうようには見ていない。布置、コンステレーション（Constellation）という言葉がありますが、どうもそのように全体の配置をバランスの感覚で見ている。たとえば、いけ花なんかでも、なんとなくバランスのとれたかたちにまとめあげる。これが男ではそうはいきません。点と点を線で結び、これが天、これが地、これが人、そして全体が三角形になるようにする。見るときも同じような感覚で見ている。ですから説明したり、教えたりするには、男のほうがよいのだろうと思います。分析して、それを理論的に説明できますから。女の人が教える場合は、そうではないようです。「ちょっとこれはこうしたほうがいいのじゃない？」と感覚に訴えるようなかたちでいく。

湯川秀樹氏のエッセーに、たしかこんなことが書いてありました。

私たちが目にしている自然界、そのどれひとつを見ても直線でできているものはない。ところが、人間はそれをすべて直線に還元して把握し、それを方式化し、さらに再構成する。あの微分積分の考えかたです。科学はこうした見かたでできている。ところが、これからは自然界の複雑なかたちをそのままのかたちで把握し理解できるようにならなければならない、と。

そこで、私は思うのです。これは、ひょっとしたら男たちの認識のしかたではないか。女ならもっと違う見かたができるのではないか。もし、そうだとすると、きっといま行きづまりをいわれている科学主義とは違ったものの把握のしかたが生まれてくるのではないか。『女性』という本を書いたボイテンディクは、女性の特質のひとつに「配慮」をあげています。いまお話ししたような空間に対する見かたが、基本にあるからそうなのだろうと思います。

もうひとつは、時、時間に対する感覚です。女性は、からだのうちに「成熟するとき」を知っています。生理が始まることもそうです。何歳何ヵ月でという定めはない。そのときの来るのを「待ちます」。子どもが生まれるのもそうです。予定日はあっても、生まれるには「ときが満ち」なければなりません。これも女の人は待てます。男たちは概して待てないのです。

「女のとき」が内側から「成熟するとき」なら、「男のとき」は均一に流れるときです。ギリシャ語ではこれをクロノスといい、成熟するときとは別な言葉を用います。私たちがもっている時計のことをクロノメーターといいますが、この「男のとき」は計測できるのです。男たちは、ですから、この「とき」をなんとか操作したい。しかも、それを操作して、できるだけ縮めたいのです。これが工業の発想です。これに対して「女のとき」「成熟するとき」は、待たなければならないのですから、農業的なときといってよい。芽が出るのを待ち、花が咲くのを待ち、そのための配慮をしつづける。

いのちがあるところ、この「成熟するとき」を知り、「待つ」という基本姿勢は、私たちに絶対欠かせません。生まれるにも、育つにも、死ぬことにさえ、私たちは基本的には、ときの来るのを待つしかありません。病がいえることもそうでしょう。女性たちはこの「とき」について、男たちよりはるかに通じている。

第三の特徴、これは女性が子どもを産むことと関連します。産みの苦しみということをいいます。いのちには苦しみが伴う。これを女性たちは自分の性にそなわる定めのように受けいれてきました。ですからヨーロッパ中世の歌謡に助産のつとめをうたった面白い歌があります。

女に神さまおっしゃった、
産みの苦しみは、定めだと。
これには産婆も手がでない。
ただ苦しみを和らげる、
これぞ産婆の役目なり。

私たちのいのちには痛みや苦しみが伴う。これを知り、どうしたらそれを和らげることができるか。女たちはいのちに伴う痛みが人間にとって根源的なものであると知っていたようです。そして、これを和らげる配慮のわざを営々と続けてきたのだと思います。男はこれを自分の痛みとしては知りません。

さて、仮にもいまお話ししたような女性の目の特徴があるとして、これが看護とどうかかわりあうのか、そのあたりのことはみなさんのご批判と判断を待ちたいと思います。

医学の発達により、何千という病名を現代人は知るようになりました。それによって病気は、いよいよ精密に区分けされるようになりました。でも、病気よりは病人に目を注ぐという点では、昔のホスピタルのケアにくらべたらはるかに劣ってきているのではないかと思われてなりません。産み、育て、いつくしむ目の存在など押しのけるようにして、冷徹そのものの機械の目のほうが優先されるようになったからでしょう。

第4章◈援助のすべを学び、訓練する《技能をみがく》

中世来ホスピタルを支えた、
いのちそのものにいたわりの目を注ぐという姿勢は、
医療が進歩した現在も忘れてはならないことです。

ホスピタルからクランケンハウスへ

　いままで主としてホスピタルのケアのことに触れてお話ししてきました。このホスピタルが一九世紀になると大きく様変わりするようになります。医学の進歩と社会環境、社会施設が整いはじめたことが、その直接の原因です。貧しい人、身寄りのない人、病人といった人たちの世話をするのが、ホスピタルの主な仕事でした。場合によっては、死ぬまでそこでケアを受けることもあったわけです。それが、もう終生そこで世話を受けるようなことがなくなり、病人は治って帰ることを前提にして、ホスピタルで治療を受けるようになります。

　病気は、もう治療可能なものとなりました。これには、とくに外科の発達が大きく貢献したようです。医者が中心になって、集中的に医療を施す場、これが、いままでのケアを主とするホスピタルに対して、ドイツではクランケンハウス（Krankenhaus)、病人のための家、つまり病院と呼ばれるようになります。そして、そうした病院が一八〇〇年を境にどんどんできるようになります。新しくクランケンハウスとしてできるもの、いままで名実ともにホスピタルであったものが内容を病院に変えていく。イギリスやフランスでは、ドイツのように別な名前をつかいませんでしたが、名前はホスピタルでも、実際の内容はクランケンハウスに変わっていったものが多いようです。こうしてケアの場、ホスピタルが、徐々に治療の場、病院に変わっていきました。

病院を訪れる人たちの層も変わってきました。いままでは自分の家に医者を迎え、そこで治療を受けていた裕福な人たちも、よい治療を受けようとすれば病院に来ざるをえなくなります。

養生や薬による治療ではない外科的な治療が、大々的に行なわれるようになります。しかも、この外科の技術が発達すればするほど、手術を受けた患者の手当てや予後をみる看護が必要になりました。手術は成功したのに、ケアが悪くて治らないといった問題が生じはじめます。そんなわけで、治療の場としての病院にふさわしい看護者がほしいということになります。こんな背景があって、看護教育の必要がいわれはじめ、看護学校があちこちにできるようになります。だいたい一八〇〇年以降のことと考えてよいと思います。このころにはまだ、女性が看護というふうに定着していたわけではありません。最初のころの看護学校では、けっこう男の人たちも生徒になっていました。これが、看護が女性たちのものになりはじめるのは、どうも、フリートナーのディアコニー学園あたりからではないかと思います。そして、そこでの教育に触れたナイチンゲールが、やがて看護は女性の天職だというようになる。このあたりはとても面白いところですので、もうすこし丁寧に跡づけてみたらよいと思います。

私はいま、現在私たちが見ているような病院の始まりと、そしてそれに伴う看護教育の始まりのことをお話ししました。では、いったい看護はこの医療の場でなにをしようとしたのか。つまり看護の課題をなにと考えたのか。これを医療の歴史から学んでみたいと思います。

いやすのは自然、医のシステム

ヨーロッパの歴史を通じて支配的だった医療の考えかたは、ギリシャのヒポクラテスに由来するものだといわれます。これは中世、近世を通じても変わりません。ご存じのようにヒポクラテスは紀元前四、五世紀の人で、医学の祖といわれる人です。そのヒポクラテスの考えを組織立て、体系化したのがガレノスです。この人は二世紀の人で、ローマ皇帝のお医者さんだったそうです。このガレノスによって体系化された医学がヨーロッパの医学の中心的な流れとなります。しかも、これが一八世紀、一九世紀初めまで続きます。

ですから、私たちが誇る現代医学というものも、実はごく最近の一〇〇年ちょっとの成果をいうにすぎません。それに対して、ヒポクラテスやガレノスの医学は、二千年ものあいだその命を保ちつづけたことになります。問題はこの医学に、仮にいまの医学がどんなに進んだからといっても、なにか聴くべきものがあるのかどうか。初めにいいましたように、いま医学は、科学としてますます細分化し、私たちはもうその全貌を見通すことさえできなくなってしまいました。この細分化以前、医学や医療はどのような広がりをもち、人間の生命や健康とどんなかかわりをもとうとしていたのか。このことを私たちは、近世以前の医学の体系に学んでみたいと思います。

次頁図３で見るように、医療は理論と実践に分けられます。

まず、理論のほうです。その第一、ラテン語で、レス・ナトゥラーレス（*Res naturales*）と書いてあります。*res* は「もの」です。そして *naturales* は、「自然の」という意味です。ですから、これで、健康というのは人体にそなわる自然の働きによって維持されるということが表現されています。これを生理学と訳したのでは、ちょっと意味が狭すぎるように感じます。

この「自然のもの」に関する学のことを、英語でフィジオロジー（physiology）といいます。この言葉の前の部分、フィシス（physis）は「自然」です。それに「言葉」という意味のロジー（logy）がついています。ですから、身体にそなわった自然のことわり、それを言葉で表現したのが、フィジオロジー、生理学ということになります。

ご存じでしょうが、英語で医師のことをフィジシャン（physician）といいます。のちに外科医を表わすサージョン（surgeon）という言葉が現われるようになりますと、これが内科医の意味で用いられるようになります。ですから

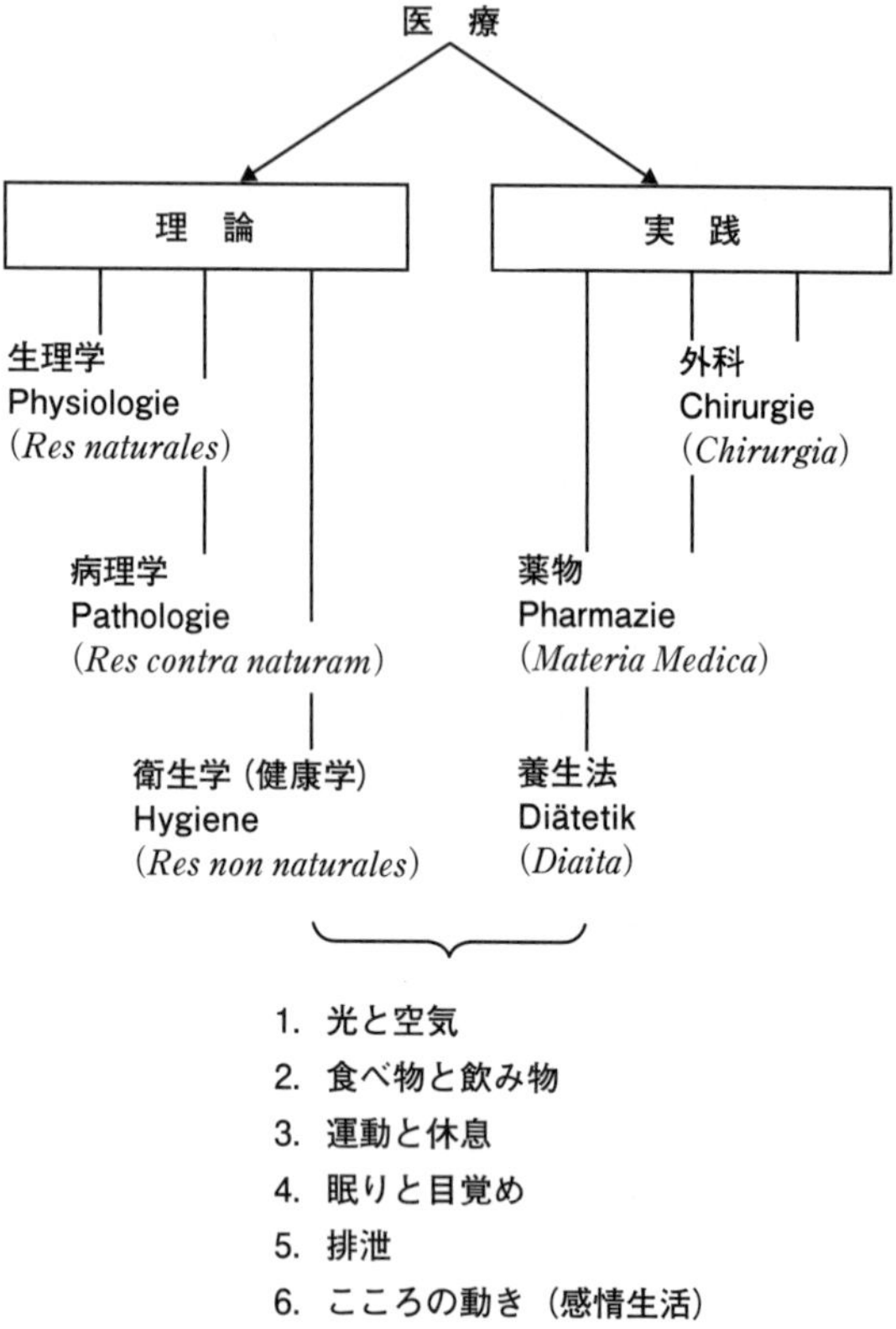

図3　医のシステム

(Hrsg. von Heinrich Schipperges: Geschichte der Medizin in Schlaglichtern, Meyers Lexikonverlag, 1990, S.87 を和訳)

本来、医者を表現する言葉は、このフィジシャンでした。身体にそなわる自然のことわりを知っている人、それに通じている人の意味です。ここでみなさんは、「いやすのは自然のみ」といったナイチンゲールの言葉を思いおこしていただきたいと思います。健康は、身体にそなわる自然の働きによるという考えがここにあります。

次に、レス・コントゥラ・ナトゥーラム（*Res contra naturam*）です。*contra* は、逆らうとか、反する、という意味です。ですから、「自然に逆らうもの」、これが病理学の内容です。英語ではこれをパソロジー(pathology)といいます。パトス（pathos）は痛み、苦しみのことで、これに logy がついて、痛みや苦しみが生ずることわりを言葉で表現したもの、これがパソロジー、病理学の意味です。ですから、身体にそなわる自然に反するようななにがあると、どのような痛みや苦しみが生ずるか、これを説明してくれるのが病理学でした。

この自然を基軸にした生命観、健康観、これにはとても大きな意味がありす。ギリシャの時代からずっと医学を支えてきた考えかたの根底には、この「自然」があります。健康とは、自然が生みだすバランスであり調和だというのです。ひとには四つの体液がそなわっている。血液、胆汁、黒胆汁、粘液の四つです。ちょうど自然に、春夏秋冬があるように、またすべてのものが空気と火と土と水からなっているように、人間のからだも四つの体液からなっている。そして、この血液がいくらか多くそなわっている人は、多血質で元気がよい。黒胆汁、これをメランコリアといいますけれども、これが多い人は憂うつ質であるとかいいます。こうして、ひとそれぞれの気質、体質もこれによって説明されます。

体液が調和を保ち、よく混じりあっているのが健康な状態で、あるものがとくに増したり、分離したりすると不健康な状態、つまり病気で、痛みや苦しみが生ずる。

健康学の存在と意義

それでは、理論の領域はそれだけなのかというと、そうではありません。それが次のレス・ノン・ナトゥラーレス（*Res non naturales*）です。「自然でないもの」という意味です。これがこのシステム図の大切なところ、またすばらしいところです。

現在、私たちは健康かそれとも病気かと、そのどちらかに区分けをしないとおさまらなくなっています。そういうものだと信じこんでしまっているのです。ですから、病院で行なわれているようなあらゆる検査に合格すれば、これは健康。そうでなければ、どこそこが悪い、これは病気だというふうに考えます。よくいわれることですけれども、医学が進歩したために病気が減ったのかというと、かえってこれが増えた。微に入り細に入りの検査で、どこか悪いところを発見しては病気だといい、薬を飲んだり、場合によっては入院したりということになる。あれかこれか、二者択一のコンピューター的思考の結果です。

ところが、私たちの現実の生活をみてみますと、お元気ですかと聞かれても、まあなんとか、などと答えることが多い。あちこち気になることはあるけれども、健康に注意しながら生きていますということが実際は多い。無病息災というよりは、一病息災で生きているわけです。ですから、白か黒、そのどちらかなどというのではなくて、そのどちらでもない部分で生きている。「そのどちらでもないこと」、これをラテン語では、ネ・ウトゥルム（*ne-utrum*）といいます。英語のニュートラル（neutral）、中立、の語源です。

健康の状態についても、これがいえる。健康でもなく、病気でもない。では、どういう状態なのか。そこに、いまいいました、レス・ノン・ナトゥラーレス、「自然でないもの」の意味がある。もともとこれには、セクス（*sex*）、六つのという言葉がついていました。「六つの自然でないもの」ということです。図にありますように、1が光と空気、2が食べ物と飲み物、3が運動と休息、4が眠りと目覚め、5が排泄、6がこころの動き（感情生活）です。

なんだ、こんなこと、しかも光や空気なんて自然のものではないかと、思われる方もあるだろうと思います。でも、これが大切なところです。私たち、日本に住んでいる者にとっては、光は穏やかな、まさに自然そのもののように思われます。しかし、これが南の国に行けば、これをどうさえぎり、ほどよく受けいれるようにするかが大問題になります。

これでおわかりと思います。六つの自然でないものとは、ひとが生きていくために、またひとのからだにそなわった自然が十分に調和と秩序を保っていくためには、私たちがこれだけのことは自分たちの責任で注意し、コントロールしていかなければならない。まさに生活の文化と呼べる、そうした領域がある。

この「自然でないもの」の領域を扱う学問のことを、英語でハイジーン(hygiene)といいます。衛生学と訳していますが、実際は健康学とでもいったほうがよい。この言葉を英英辞典でみますと、「健康についての科学と原理の学」と書いてあります。歴史的に見ても、そのとおりなのです。

さて、この「六つの自然でないもの」、これを心して行なうことを医療の実践の分野では、養生法といいます。ギリシャ語では、これをディアイタ(*Diaita*)といいます。もとはといえば、「生活のしかた」という意味です。みなさんご存じのダイエット、あの言葉の語源です。いまでは食べ物を食べないようにすることに変わってしまいましたが、もとは、健康な生活のしかたのこと。それもあの六つのことをきちんと配慮しながら生活することでした。

医のシステム図の実践のほうに目を向けてみましょう。医師による具体的な診療場面を頭に置いて、この図を理解してみたいのです。ヒポクラテス、ガレノスによって組織立てられた医療では、医者はまず、患者の現在の症状だけでなく、その人の気質、体質を知らなければなりません。その人のからだにそなわった自然がどのようなものか、たとえばどの体液が多いかなどが把握されます。ついで、その人のいままでの生活のしかた、これがディアイタなのですけれども、その生活のしかたを聞きます。患者の立場からいえば、それを思い出して語るわけです。この思い出すことをアナムネーシス（anamnesis）といいます。みなさんがいうアナムネです。既往症のことだと思っておられるでしょうが、むしろ、いままでの生活のしかたを思い出してもらうことです。

患者の気質、体質、いままでの生活のしかた、そして現在の症状、この全体をちょうどいのちの流れに沿うようにしてみてゆき、痛みや苦しみがなぜ生じているのかを判断する、これをダイアグノーシス（diagnosis）、診断といいます。

ダイア（*dia*）は英語の through、「通って」の意味です。いのちの流れをずうっとたどり、なにがいまこの人に起き、問題になっているのかを知る。この「知る」がグノーシス（*gnosis*）です。

これが、診断と訳されている言葉の本来の意味です。こんなふうにいままでの生活のしかたを思い出し、聴いてもらえただけでも、もう立派な治療になっているような気がします。

ついでですが、診断に対して、予後といいますが、これももとは同じような言葉で、プログノーシス（prognosis）といい、プロ（*pro*）は「これから先」の意味です。ですから、これから先どうなるのかを知ること、これが予後、プログノーシスです。

さて、このように診断した医者は、治療として、こんどはなにをどうするのか。第一に、その人にいま必要なディアイタ、生活のしかたを指示しなさい。さきほどの六つのことを念頭に置いてです。そして、もし、これでもだめの場合に、マテリア・メディカ（*Materia Medica*）、薬を用いなさい。それでもだめな場合、いよいよ最後の手段として、メスを用いなさい。外科という言葉、ヒルルギア（*Chirurgia*）は、「手仕事」という意味です。

医療の全体像が、理論と実践に分けられ、しかも、いまお話ししたような流れの中でこれがとらえられているところに、この図のすばらしさがあります。しかも、実践についていえば、図の中央から離れれば離れるほど、医療を受ける本人の主体性や、責任の度合いが少なくなっていきます。ディアイタ、養生法を健康回復の手段とすれば、その人は、かなり自分の生活のしかたを意識的にコントロールせざるをえません。これが、薬物を用い、外科的な手だてに頼れば頼るほど、本人の医療に参加する度合いは少なくなります。ですから、外科的な治療が主となる病院は、いつの間にか、人体の修理工場などといわれるようになってしまいます。

ヘンダーソンが、病院での医療に疑問をもったのも、そんなところだったようです。彼女は、こういいます。

……ほぼ決定的なともいえる学生時代の経験は、ニューヨークのヘンリー街訪問看護機関で過ごした夏のことだった。ここで私は一般病院で可とされていた型どおりの患者への接しかたを見離し始めた。実際私は、自分の身にしみついている病院での医療のあり方に疑問をいだくようになったのである。入院生活を終えて家庭に帰っていく患者をみているうちに、私は、一見成功しているように思える施設医療も、そもそも患者を入院させる原因となったその生活様式を変えさせるという点では成果をあげていないと悟った。

（『看護論』）

入院して、その人の生活様式、つまり生活のしかたが変わらないような医療や看護とはいったいなんなのかという疑問です。ですから、ヘンダーソンの『看護の基本となるもの』は、こうした彼女の問題意識を踏まえたものであることを私たちは知っておく必要があります。あの一四項目は、だれもが自らの健康のために、また共に生きる人の健康のために、注意し守っていかなければならないポイントを指摘している。そう考えるべきでしょう。

生命を支え、病をいやすのは、自然。しかし、その自然が十分に働くためには、私たちは自然が働きやすいように、たえず配慮していなければならない。「レス・ノン・ナトゥラーレス（自然でないもの）」とは、これをさしています。これを個人の生活のレベルで実行するのが、ディアイタです。養生法と訳していますが、もっと広い意味であることはおわかりいただけたと思います。それは、その人の生活のしかた全体に及ぶのです。

さて、ギリシャ、ローマの時代から、近世にいたるまで、ひとの健康にとって最も大切だとされてきたこと、六つの自然でないもの。これをナイチンゲールは、『看護覚え書』の中で、彼女なりにいくつかにまとめています。みなさんご存じの、換気、暖房等の項目を思い浮かべてみてください。それを、それから一〇〇年後、ヘンダーソンは一四項目にまとめました。いくつの項目にまとめたかが問題ではないのです。病気や健康にさいしてどんな配慮をすることが、ひとのからだにそなわる自然と深くかかわることになるのか、そのことをよく知っておくことです。

一八〇〇年以降の医学のめざましい進歩と発達、それも主として、手仕事である外科が中心になりましたが、そのときにナイチンゲールは、看護はなにをするのかをはっきり自覚していました。彼女のすばらしい洞察だと思います。彼女はいいます。

ひとは内科や外科の治療が病気をいやしてくれると思っているが、そうではない。「いやすのは自然のみ」なのだ。内科の治療であろうと外科の治療であろうと、看護がなすべきことは、自然が患者に最も働きかけやすいように配慮すること。内科の治療こそ必要不可欠だなどと思いこんでいるが、そうした思い誤りをなくして、ほんとうの看護とはなにをすることなのかを知ってほしい。

これが、ナイチンゲールが『看護覚え書』を著して、看護とはなにであって、なにでないかをはっきりさせようとした意図でした。あきらかに、レス・ノン・ナトゥラーレスの分野のことをいっています。これを、看護は自らの課題とするのだ。そういうナイチンゲールの思いがみなさんにもよくおわかりだろうと思います。
ですから、医学の発達が外科も内科もだんだん専門化し、臓器中心になっていくのに対して、看護はいのちを取りまくあらゆるこまごましたことに配慮しながら、結局は、ひとのいのちそのものに目を注ぐことになります。それがみずからの課題だと自覚するようになります。看護は、「病人を看護する芸術である。病気の看護ではなくて、病人の看護というところに注意してほしい」と、ナイチンゲールは一八九三年の「病人の看護と健康を守る看護」という論文の冒頭で語っています。

図4を見てください。これは一八〇〇年以降、大学の医学部の講座になにがいつごろから組み入れられるようになったかを表わしたものです。全体が、生理学、病理学、治療学の三分野に分かれていることは、いままでの話でご理解いただけると思います。

問題は、治療学の分野です。養生法を中心とするものよりも、薬物を用いる内科や小児科、さらに、いわゆる手仕事的といえる外科の分野が、どんどん増

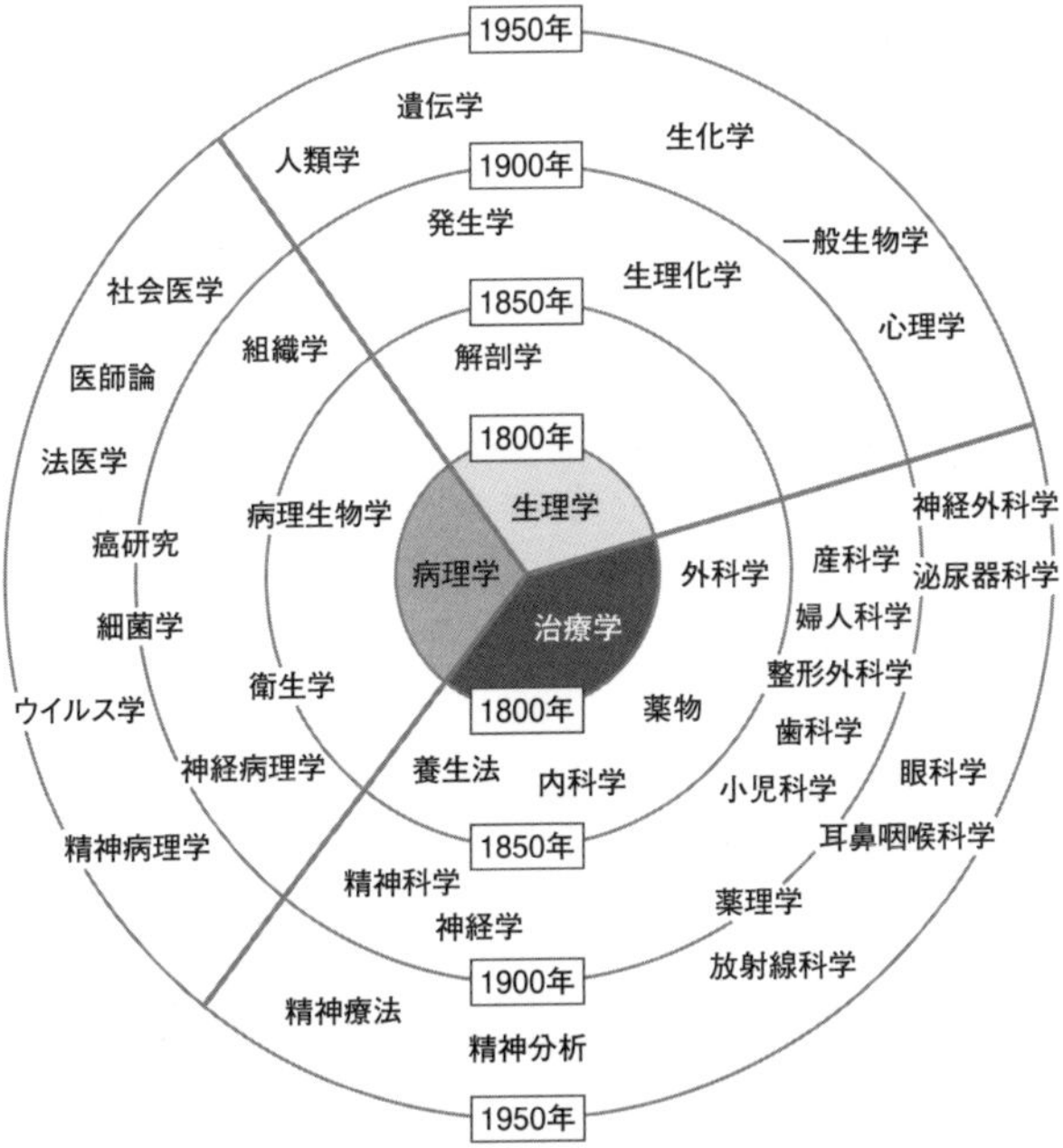

図4　医学部講座解説のあゆみ

(Heinrich Schipperges: Moderne Medizin im Spiegel der Geschichte, dtv, 1970, s. 217. より和訳、一部改変)

えてきています。

これを見れば、このころときを同じくして始まった看護教育が、こうした趨勢とどうかかわらざるをえなかったかは、みなさんにも容易にご想像いただけることと思います。いわゆる病院での医療に役立つ知識や技能が重んじられていきます。その反面、あの中世来ホスピタルを支えた、いのちそのものにいたわりの目を注ぐという姿勢は、だんだん教育の内容としても脇へ寄せられていく結果となります。

いまは看護もいよいよ細分化し、専門化し、さらに器機・器材にふりまわされることが多くなっているといいます。みなさんも身をもって感じておられることでしょう。こうした中で、看護はいったいなにを自分たちの技能の中心にすればいいのでしょうか。どんな援助のすべを学び、訓練しようとするのか。どうか、ナイチンゲールやヘンダーソンの看護観を参考にして、みなさんご自身でお考えくださいますように。

第5章 ◈ 援助しつつ、共に生きる《実践する》

感受性と想像力というたまものを、
援助を必要としているひとのために用い尽くすことが、
共に在るためには必要です。

どこで、どう生きるか

援助を必要としている人と共に在り、そこで求められるものがなにかを知り、それに役だつ技能を身につける。さて、それで、私たちはどう生きようとするのか。それが、この最後の段階の課題です。いや、課題といっても、とても単純なことです。私たちは援助の業《わざ》に携わりながらも、基本的には、みんなで生きるためにそうするのだということ。ですから、これでまた私たちは第一の項目、ひとの生命に近くあろうとする願い、共に在ることに、帰ったことになります。ただ、ここでは、それがどう共に在ろうとするのか。どう看護の実践にはげむのか、その問題です。

一八九三年、ナイチンゲール、七三歳のとき、彼女は看護のあるべき姿について、彼女の希望を端的に語っています。

私たちはいま、看護の入口に立ったばかりである。
将来——私は年老いているのでこの目で、見ることはないであろうが——

さらに道は開けてくるだろう。すべての幼児、すべての人たちが健康への最善の機会を与えられるような方法、すべての病人が回復への最善の機会を与えられるような方法が学習され実践されるように！　病院というものは、あくまでも文明の発達におけるひとつの中間段階にすぎず、実際どんなことがあっても、すべての病人を受けいれてよいという性質のものではない。

われわれは、すべての母親が健康を守る看護婦となり、貧しい病人はすべて自宅に地域看護婦を迎えるその日の来るのを待とう。

（「病人の看護と健康を守る看護」）

いまから一〇〇年以上も前の言葉です。いま、地域医療やプライマリー、さらにセルフケアのことが盛んにいわれるようになりました。その一方で、いや、もっと病院や施設があればよいのだとか、医療従事者の数をもっと増やすことだという声もあります。そのどちらがどうであろうと、ポイントはナイチンゲールの指摘したとおりだろうと思います。

要は、人びとが生きている生活のその場で健康が守られ、必要なときにはいつでも必要な援助が受けられることです。専門家が「ここへ来れば、与えてやる」といったたぐいの医療ではないはずです。ナイチンゲールがいうように、すべての母親が家庭で看護師の役割を果たすようになる。一人ひとりが自分や家族の健康管理、それこそ自分たちの健康な生活のしかた、ディアイタに通じ、それを実践できるようになる。そのための指導者であり、同伴者であり、また心許せる友が、看護者であってほしい。

ナイチンゲールの『看護覚え書』も、実は彼女のそうした思いから一般の女性たちに向けて書かれたものでした。どうですか、みなさんもご自分の家族のため、また地域の人たちのために、『あなたのための看護覚え書』をお書きになってみてください。

共に生きるひと、病んでいるひとのために

さて、こうして、一人ひとりがそれぞれのタラントを生かし、支えあって生きていく。しかも、みなさんは看護という地味な仕事をこつこつとやってゆく。ナイチンゲールは、最高の教養と最も深い同情心を抱く女性たちが、この看護の仕事をやっていくのだといいます。そのような女性たちがこの仕事をやっていく。考えようによっては、それはひどく屈辱的なことではないか。そう思う人がいるかもしれない。いや、しかし、そうではない。「屈辱をしのぶ」などと考えるべきではなく、一人ひとりの心に、神がなにが意味ある仕事かを語りかけておられるとおりに、私たちは田舎の家の母親たちのところへ行って、くつろいで私たちの仕事を続けようではないか。ナイチンゲールはそう語ります（「町や村での健康教育」）。意味のある仕事とは、そうしたものだというのです。なんと自信に満ちた言葉でしょう。

目立つことや、人からの直接の評価を受けるための看護ではないのです。ナイチンゲールはこんなふうにさえいいます。

……看護婦は、ただひたすらに患者の幸せのうえに注ぐ目をもっていなければならない。看護婦は自分の働きに対する報《むく》いも、感謝も、それに気づいてくれることさえも、患者に望んではならない。看護婦のなしうる最上の働き、それは、《まさに》患者に看護の働きをほとんど気づかせないことであり——ただ患者が要求するものが何も《ない》と気づくに至ったときだけ患者に看護婦の存在に気づかせること——なのである。

（「病人の看護」）

押しつけではなく、ただ共に生きるものとして、ただその技能を学んだものとして、当然のように、あなたが与えうるものを惜しみなく与えなさい。

ただ、ここでナイチンゲールが、女性の感情の激しさについて指摘し、いましめているのは面白いし、とても大切なことだと思いますので、最後につけ加えさせていただきます。

……看護婦は常に親切で思いやりがなければならないが、けっして感情に溺《おぼ》れてはならない。……感情でもって患者の感情を要求するようなことは、意味のないことであり、患者の体力に対するこれほど残酷《ざんこく》な要求はない。それは患者が、自分の悩みや不安とともに、看護婦の悩みや不安をも、自分のものとして背負うことを強《し》いることになるのである。……看護の闘いの大半は、《われわれの病人を、自分について思いわずらわなければならぬことから解放すること》——少なくとも自分になされる看護について思いわずらうことから解放すること——なのである。（「病人の看護」）

女性のもつ優れた資質である感受性と想像力というたまものを、自己中心の思いや嫉妬や猜疑心についやすのではなく、共に生きるひと、病んでいるひとのための配慮やこまやかな心づかいのために用い尽くしなさいということなのでしょう。

「いのちに寄り添う」ということでお話ししてきました。要はみなさんの人生が看護をしてきて、これでほんとうによかったといえるものになるかどうかです。どうかみなさんご自身が、その結論をお出しくださいますように。そのためにいくらかでも私の話がご参考になればありがたいと思います。

文献（引用文献）

フロレンス・ナイチンゲール著「町や村での健康教育」〈薄井坦子他訳『看護小論集——健康とは病気とは看護とは』所収、現代社、二〇〇三年、一七五頁、一九五頁〉
小玉香津子編訳『ヴァージニア・ヘンダーソン論文集』増補版、日本看護協会出版会、一九八九年、八五頁、三〇—三一頁
Rosalind Nash : A Short Life of Florence Nightingale, Macmillan, 1931, p.39.
『定本　八木重吉詩集』新装版、彌生書房、一九九三年、三一三頁
湯槇ます他編訳『新訳・ナイチンゲール書簡集』現代社、一九七七年、七頁
ヴァージニア・ヘンダーソン著、湯槇ます・小玉香津子訳『看護論——25年後の追記を添えて』日本看護協会出版会、一九九四年、一二五頁、二九—三〇頁
フロレンス・ナイチンゲール著「病院と患者」〈薄井坦子他訳『看護小論集——健康とは病気とは看護とは』所収、現代社、二〇〇三年、一三三頁〉
茨木のり子著『詩のこころを読む』岩波ジュニア新書、一九七九年、二一八—

二二〇頁
吉野秀雄校注『良寛歌集』平凡社東洋文庫、一九九二年、二八八―二九〇頁
ヴァージニア・ヘンダーソン著、湯槙ます・小玉香津子訳『看護の基本となるもの』改訂版、日本看護協会出版会、一九七三年、一四頁
ヴァージニア・ヘンダーソン著、湯槙ます・小玉香津子訳『看護の基本となるもの』新装版、日本看護協会出版会、二〇〇六年、二〇頁、一二―一三頁
シュヴァイツェル著『わが幼少年時代』波木居斉二訳、新教出版社、一九六一年、七五頁
フロレンス・ナイチンゲール著、湯槙ます他訳『看護覚え書――看護であること看護でないこと』改訳第七版、現代社、二〇一一年、二二七―二二八頁
島崎敏樹著『生きるとは何か』岩波新書、一九七九年、一六九頁
フロレンス・ナイチンゲール著「病人の看護と健康を守る看護」〈薄井坦子他訳『看護小論集――健康とは病気とは看護とは』所収、現代社、二〇〇三年、三九頁、六〇頁〉

フロレンス・ナイチンゲール著「病人の看護」〈薄井坦子他訳『看護小論集――健康とは病気とは看護とは』所収、現代社、二〇〇三年、三〇―三一頁〉

文献（参考文献）

真壁伍郎著『いまに生きる昔話――グリム・メルヒェンの再発見』考古堂書店、一九九〇年

新共同訳『新約聖書』日本聖書協会、一九八七年

永瀬清子著『流れる髪（短章集2）』思潮社、一九七七年

ヘルマン・ヘッセ著、高橋健二訳『知と愛』改版、新潮文庫、二〇〇四年

マルティン・ブーバー著、植田重雄訳『我と汝・対話』岩波文庫、一九七九年

神谷美恵子著『こころの旅（神谷美恵子コレクション）』みすず書房、二〇〇五年

湯川秀樹著『極微の世界』岩波書店、一九四二年

F・J・J・ボイテンディク著、大橋博司・斎藤正己訳『女性』みすず書房、一九七七年
H・シッパーゲス著、大橋博司他訳『中世の医学——治療と養生の文化史』人文書院、一九八八年
Nutting, M. A. and Dock, L. : A History of Nursing. New York, 1907.
Heinrich Schipperges : Moderne Medizin im Spiegel der Geschichte. Stuttgart, 1970.
Heinrich Schipperges : Der Arzt von morgen. Berlin, 1982.
Eduard Seidler : Geschichte der Pflege des Kranken Menschen. 5. Auflage, Stuttgart, 1980.

眞壁伍郎（まかべごろう）

1936年生まれ。新潟大学人文学部卒。新潟市役所，長岡工業高等専門学校，新潟大学教養部（ドイツ語）に勤務ののち，看護にひかれて同大学医療技術短期大学部（のちに医学部保健学科）に勤務。退官後，放送大学客員教授などを歴任。新潟大学名誉教授。

50数年来，自宅で医療や教育を中心にした読書会のほか，児童文学の勉強会や開設40年以上になる子どもたちのための家庭文庫「野の花文庫」を開いている。新潟いのちの電話には，創設のときからかかわり，同社会福祉法人の理事長もつとめた。

＊本書は，1986年に小社が刊行した『看護しつつ生きるとは，なに』に加筆修正を行い，改題し新装版として刊行したものです。

いのちに寄《よ》り添《そ》うひとへ
看護《かんご》の原点《げんてん》にあるもの

Nature of Nursing

2015年6月30日　第1版第1刷発行　〈検印省略〉

著　者・眞壁伍郎《まかべごろう》
発　行・株式会社 日本看護協会出版会
〒150-0001 東京都渋谷区神宮前5-8-2　日本看護協会ビル4階
〈注文・問合せ／書店窓口〉TEL/0436-23-3271　FAX/0436-23-3272
〈編集〉TEL/03-5319-7171
http://www.jnapc.co.jp
装　丁・臼井新太郎
装　画・藤田美菜子
印　刷・株式会社 フクイン

ISBN978-4-8180-1915-7